高血圧
自力で下げる！

血圧対策の名医が教える

最新1分体操大全

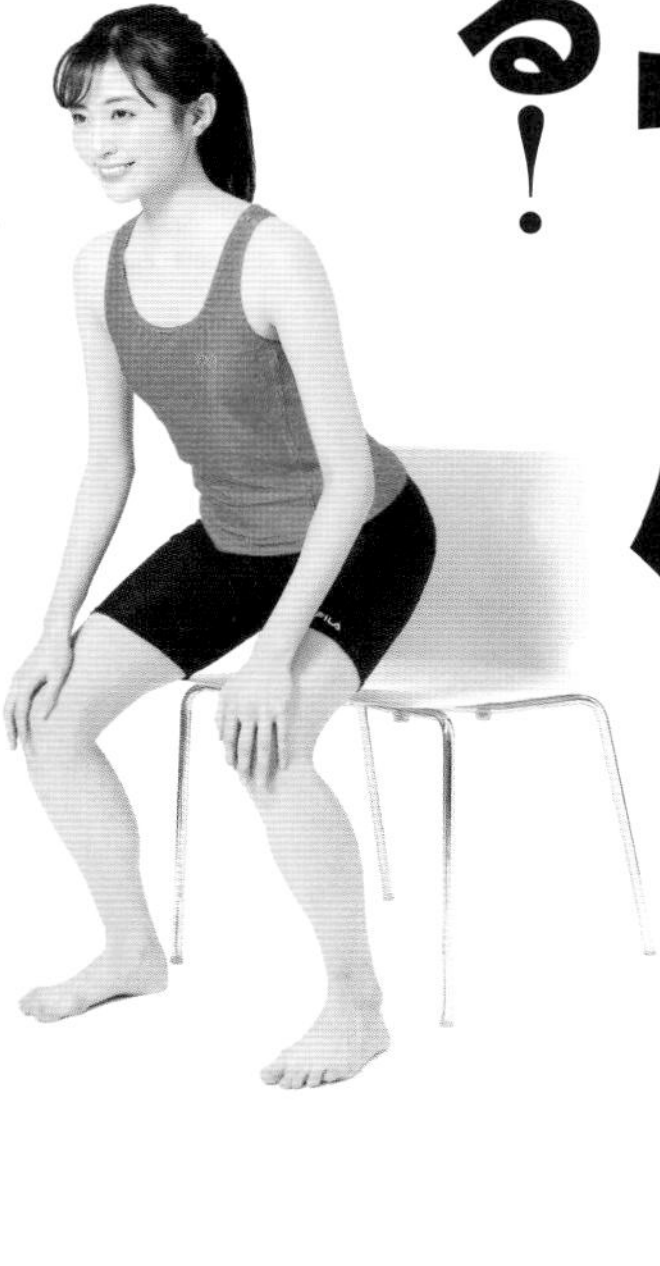

文響社

はじめに

健康診断では、身長・体重・視力・聴力とともに血圧も測定しますが、そもそも血圧とは何かご存じでしょうか。**血圧とは「動脈内部の圧力」のことで、心臓から血管に送り出される血液量と、血管の抵抗力によって数値が変わります。**

体の内側で起きていることなのでピンとこないかもしれませんが、勢いよく水が流れているホースを持ってみるとイメージしやすいかもしれません。水流の勢いが強いとホースに圧力がかかり、持っている手に振動が伝わります。これと同じことが血管にも起きているのです。

血圧には、最高血圧（最大血圧）と最低血圧（最小血圧）という2種類の数値があります。**血液を送り出すとき、心臓は収縮し、血管に強い圧力がかかります。その値が最高血圧で、「収縮期血圧」とも呼ばれます。**一方、血液を送り出す準備をするとき、心臓は拡張し、血管にかかる圧力は最も低くなります。それが「拡張期血圧」とも呼ばれる最低血圧です。

日本高血圧学会のガイドラインでは、**診察室で測定したさい、最高血圧が140ミリ以上、最低血圧が90ミリ以上となった場合に高血圧であると判定**されます。最高・最低のどちらか一方のみが基準を超えた場合にも当てはまるので、例えば、最高血圧が

135ミリでも最低血圧が95ミリなら高血圧となるのです。

本文でも紹介しますが、血圧は体の状態や感情の影響を少なからず受けるため、1日の中でも数値は目まぐるしく変化します。例えば、尿意を我慢したり、冷たい水で手を洗ったりするだけで、血圧は上昇してしまうのです。基準より高い数値が出てしまっても、深呼吸して気持ちを落ち着かせてから測り直したら、正常域になったということも珍しくありません。

しかし、何度測定しても基準を超えてしまう場合は「高血圧」と診断され、治療の対象となります。

人間の体は、血液によって全身に酸素や栄養を運んでいます。血圧は血液の通り道である血管の健康状態のバロメーターになるからこそ、健康診断の検査項目に組み込まれており、異常を見逃すわけにはいかないのです。

では、高血圧を放置したらどうなるのでしょうか。

血圧の変化に対応できるように、健康な血管はホースのようなしなやかさを持っていますが、**高血圧の状態が続くと、血管は強い圧力に耐えるために硬くなり、いわゆ**

る「動脈硬化」と呼ばれる状態に陥ってしまいます。

硬くなった血管はもろくなり、ひどく興奮して血圧が急上昇したりすると、衝撃に耐えられずに破れたり、血管がつまったりしてしまうことがあります。それが脳や心臓で起きる病気が、死の危険もある脳卒中や心筋梗塞《こうそく》です。

本人が気づかないうちに健康な体を蝕《むしば》んでいき、突然命を奪う危険があることから、欧米では高血圧を「サイレント・キラー（沈黙の殺し屋）」とも呼んでいます。ほかにも、失明することもある網膜症、透析《とうせき》に至ることもある腎硬化《じんこうか》症、さらに認知症や大動脈瘤《りゅう》といった深刻な病気も、高血圧によって起こりえるのです。

一般的に、高血圧はいくつもの要因が重なって引き起こされる「本態性《ほんたいせい》高血圧」と、特定の疾患《しっかん》が原因となる「二次性高血圧」に分けることができます。

日本人の高血圧の約9割は本態性で、これは遺伝的な要因を含む**体質だけでなく、塩分・糖分・脂肪分のとりすぎ、肥満、過度の飲酒や喫煙などで発症**するとされています。特に日本人は塩分で血圧が上がりやすい「食塩感受性」という体質が多いことから、減塩に配慮した食事や、体内の余分な塩分の排出を促す**運動**など、生活習慣全般を見直すことで血圧を正常域に留めることは十分可能です。特に運動は、加齢とともに衰える筋肉を維持するためにも大切になってきます。

ところが、血圧が高いからといって、すぐに日常に支障が出るわけではないので、健康や体力に自信がある若者ほど高血圧を改善するための努力を怠る傾向があります。

最近は食事の欧米化や歩く機会が減ったことによる**運動不足**によって若い世代にも高血圧患者が増えており、未受診も含めれば４３００万人以上、25歳以上の３人に１人が高血圧患者だと推測されているのです。

とはいえ、高血圧患者が高齢者に多いのは事実。皮膚や骨と同様に、血管も老化してしまうからです。**加齢に伴い血管からしなやかさが失われ、毛細血管の数が減り、全身に血をめぐらせるために残った血管の負担が増えてしまうことから、高血圧になりやすい**のです。それを裏づけるように、厚生労働省による国民生活基礎調査で、通院の理由となる傷病についての統計では、男女ともに高血圧症が1位となっています。脳卒中や心筋梗塞が恐ろしいのは、運よく一命を取り留めても、介護が必要となる後遺症の残る可能性がある点です。日本は世界屈指の長寿大国ですから、老後の生活の質（Ｑｕａｌｉｔｙ《クオリティ》　ｏｆ《オブ》　Ｌｉｆｅ《ライフ》）を下げないためにも、**早くから血圧コントロ**

血圧の新基準値（診察室血圧）

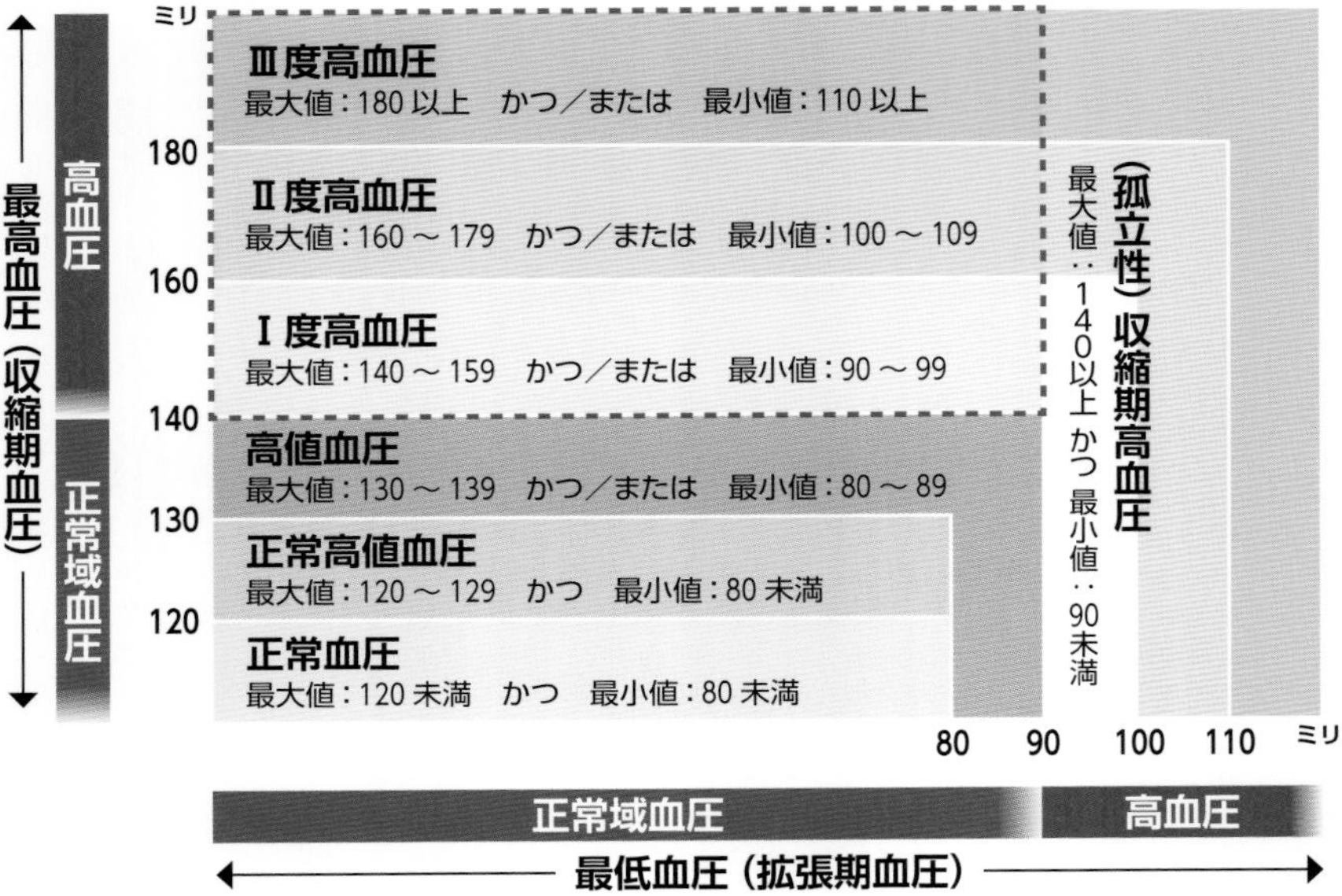

出典：「高血圧治療ガイドライン2019」（日本高血圧学会）

ールを習慣づけることが大切です。

そこで本書では、30年間毎日血圧を測りつづけたことから「ミスター血圧」とも呼ばれている私を含め、高血圧治療の最前線で活躍している６人の医師たちに、高血圧を改善するセルフケアのやり方、特に**運動法**について紹介をしていただきます。

なお、「高血圧」は数値によって重症度を３段階に分けています。上に示した基準値は２０１９年に日本高血圧学会が改訂した高血圧治療ガイドラインに基づくもので、医療機関で測定した場合のもの（診察室血圧）になります。

血管からしなやかさが失われている高齢者の方は、最高血圧だけが高くなる「収縮期高血圧」の場合が多いようです。

また、医療機関では緊張して血圧が高くなってしまう人が多いため、リラックスできる自宅で測定した場合は、診察室血圧から5ミリ引いた数値を基準としています。

医学の進歩によって、上がってしまった血圧は降圧薬の服用で下げることはできますが、やめてしまえばすぐにもとどおりです。しかし、**本書で紹介するさまざまなセルフケアを試し、自分の体質や性格に合ったものを見つけて継続することができれば、薬に頼らず血圧を下げ、数値を保ちつづけることも夢ではありません。**

自分自身の健康のために、まずは挑戦してみてください。

東京女子医科大学東医療センター元教授
渡辺尚彦

目次

2 はじめに 東京女子医科大学東医療センター元教授 渡辺尚彦

第1章
高血圧の9割は薬に頼らず改善できる。
そのカギは血流アップの急所
「ふくらはぎへの1分刺激」

東京女子医科大学
東医療センター元教授
渡辺 尚彦

13

14 高血圧を放置すれば血管の老化が加速し脳卒中や心臓病の発症リスクはなんと5倍！
18 日本の高血圧患者の約9割は生活習慣を正すだけで血圧を下げられる！
22 ふくらはぎを刺激すれば血流がよくなり血管にかかる負担も減って高血圧がみるみる改善
26 血流アップ1分刺激 ふくらはぎパンパン法
30 症例報告 10日間の「ふくらはぎパンパン法」で最高・最低血圧が平均5〜10ミリ低下
32 血流アップのお助け食材・お酢&レモン果汁の降圧効果を科学的に証明！
36 コラム Q 日本人間ドック学会の判定は信頼できる？
37 コラム Q 血圧が高いと頭痛が起こりやすい？
38 コラム まだまだある科学的に血圧を下げる食品

第2章

高血圧体質を正す血流アップ体操「2秒かかと上げ」で有酸素運動も効果的に行える

埼玉医科大学国際医療センター教授
牧田 茂

39

40 かかとをゆっくり2秒上げるだけでふくらはぎが鍛えられ、血流がよくなる
46 **血流アップ1分体操** 2秒かかと上げ
50 **血流アップ1分体操** ハーフ・スクワット
54 **コラム** 高血圧改善の急所・ふくらはぎ

第3章

年々硬くなる血管を柔軟にする「血管若返り1分体操」は怖い脳卒中・動脈硬化の防止に効果大

自治医科大学名誉教授
島田 和幸

55

56 加齢とともに劣化する血管が「血管若返り1分体操」で強くてしなやかな血管になり血圧の上も下も下がった！
62 **血管若返り1分体操** 腕ふり足ふみ運動
64 **血管若返り1分体操** 簡単椅子スクワット
66 **血管若返り1分体操** 足上げ1分運動
70 **血管若返り1分体操** エア背泳ぎ
72 **症例報告** 4種の「血管若返り1分体操」で血圧が正常値へ、体重マイナス3キロ、血糖値も154ミリグラムから104ミリグラムに

74 コラム Q 血圧の急上昇を避けるコツは?
76 コラム Q 有酸素運動と無酸素運動って何?

第4章

最新エビデンスで発見!
高血圧対策の救世主・NOを増やす
「血管拡張1分体操」

東京女子医科大学教授
市原 淳弘

77

78 高血圧対策の〝救世主〟!? 血液循環をよくする血管拡張ガス「NO」を増やせ!
80 NOの量は血管の老化に伴い40代で半減! 「血管拡張1分体操」でNOを増やせば血圧は下がる
82 NOの産生量が最も多いのはなんとひざ。ひざのストレッチなら全身の血管が広がり、上も下も血圧が正常化
84 血管拡張1分体操 1分ひざストレッチ
86 肩、首のこりをもみほぐせばNO増加! 血圧調節中枢が正常に働き血圧の上昇を抑制
88 血管拡張1分体操 1分肩・首のストレッチ
90 血管の圧迫と解放の刺激でNOを増やし血管を広げる「正座」は、弱った血管を鍛え直すすごい降圧運動
92 血管拡張1分体操 1分正座
94 塩分を体内から排出! 「塩出しトレーニング」で高血圧を予防
96 脳卒中のリスクを21%軽減! 塩出し力を上げる最強の血管拡張ミネラル「カリウム」
98 「塩出しトレーニング」で常備しておきたい食材ホウレンソウ・ナス・バナナの効果とは!?
100 飲む人と飲まない人で最高血圧に10ﾐﾘの違いが。1日1杯の牛乳で血管を拡張!

第5章

ゴースト化した毛細血管をよみがえらせ
高血圧の重大原因【末梢血管抵抗】を改善する
「Dr.根来式4・4・8呼吸」

ハーバード大学医学部
客員教授
根来 秀行

103

104 毛細血管を増やし、高い血圧を下げる「Dr.根来式4・4・8呼吸」

108 末梢血管抵抗改善1分体操 4・4・8呼吸法

110 症例報告 強いストレスと不眠で、降圧薬でも抑え込めなかった高血圧が「4・4・8呼吸」で安定し、薬の種類も量も減

112 コラム 横隔膜を大きく動かして「4・4・8呼吸」の効果をアップ！

第6章

名医が教える【自力降圧生活】
高血圧を下げる24時間生活術

自治医科大学教授
苅尾 七臣

113

114 「生活のリズムを整える」ことで自律神経が正常に働き血圧の変動パターンを一定にコントロール

116 生活リズムで見直すべき最初のポイントは「睡眠」。高血圧体質から抜け出す秘訣は規則正しい起床・就寝にあり

118 日中に体を動かし、質の高い7時間の睡眠を取れば、高血圧の発症リスクが抑えられ、糖尿病も予防

120 40℃のお湯につかってリラックス！ 正しい入浴習慣で血圧を下げよう！

122 適量を守って休肝日を設ける！ 血圧を上げずに楽しくお酒を飲もう

124 コラム Q「睡眠時無呼吸症候群」って何？

第7章 降圧薬いつ飲む？ いつやめる？ 循環器内科の名医が回答！ 降圧薬の疑問10

自治医科大学教授 苅尾七臣

125
126 Q1 血圧を下げる薬が必要になるのはどんなときですか？
127 Q2 降圧薬にはどんな種類がありますか？
128 Q3 副作用が心配で、できれば薬を飲みたくありません。どうしたらいいですか？ Q4 降圧薬を使った治療の注意点を教えてください。
129 Q5 血圧が高いときだけ薬を飲んで、低いときは飲まなくてもいいですか？ Q6 薬を飲み忘れたとき、どうしたらいいですか？
130 Q7 血圧は降圧薬でどこまで下がれば安心ですか？ Q8 降圧薬は、飲みはじめたら生涯やめられませんか？
131 Q9 ジェネリック医薬品を利用しても問題はありませんか？ Q10 降圧薬を飲んでいれば、高血圧は治りますか？
132 解説者紹介

第1章

高血圧の9割は薬に頼らず改善できる。
そのカギは血流アップの急所
「ふくらはぎへの1分刺激」

監修
東京女子医科大学
東医療センター元教授
渡辺 尚彦

参考文献：『血圧の常識のウソ・ホント　自分で血圧を下げる！　究極の降圧ワザ50』渡辺尚彦（洋泉社）、『血圧を下げる最強の方法　30年間×24時間　自分の血圧を測り続けている専門医だからわかった正しい降圧法』渡辺尚彦（アスコム）

高血圧を放置すれば血管の老化が加速し脳卒中や心臓病の発症リスクはなんと5倍！

人間は、心臓が拡張と収縮をくり返すことで血管に血液を送り出し、全身に酸素や栄養をめぐらせることで生命を維持しています。「血圧」とは、血液が流れるときに血管にかかる圧力のことで、血圧を測ると「最高（最大）血圧」と「最低（最小）血圧」という2種類の数値が出るのは、血液を送り出すために心臓が収縮したときに最も高くなり（最高血圧）、逆に血液を送り出して心臓が拡張したときに最も低くなる（最低血圧）からです。

血圧は激しい運動や強く興奮したときなどに急上昇するため、健康な血管はめまぐるしい変化に対応

血管の構造

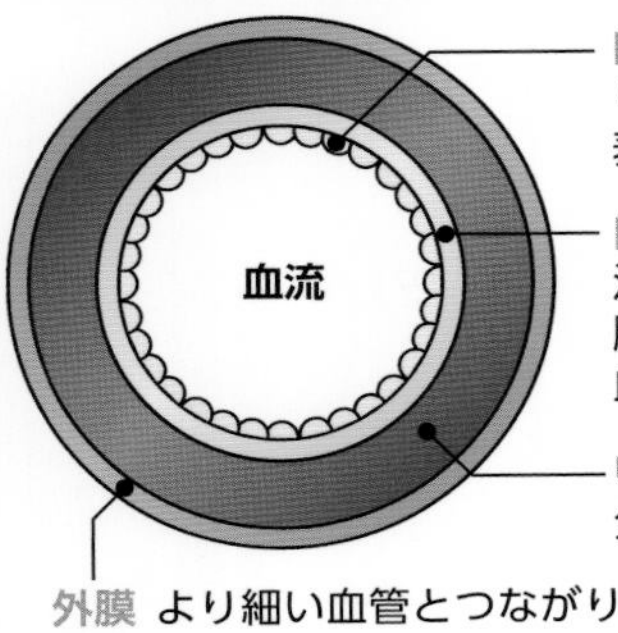

内皮細胞 血液から必要な成分を取り入れるフィルターとして内膜の表面を覆っている。

内膜 血液と接する部分で、脂肪が沈着して肥厚しやすい。また、内膜からの出血で血栓が形成され、血管をつまらせる。

中膜 血管のしなやかさを持った部分。動脈は静脈よりもここが厚い。

外膜 より細い血管とつながり、血管を維持する栄養を吸収する部分。

できるようしなやかな柔軟性を備えていますが、高血圧の状態が長く続けば、強い圧力を受けつづけた血管は動脈硬化の状態に陥ってしまいます。

動脈硬化とは、血液中の脂肪分が血管の内側を覆う内皮細胞に沈着し、血管が狭くなり、血液の流れが悪くなった状態をいいます。高血圧によって内皮細胞が傷つくと、血栓《けっせん》（血液の塊）ができやすくなるだけでなく、脂肪がたまりやすくなってしまうため、動脈硬化の状態がより悪化し、脳卒中や心筋梗塞《こうそく》のリスクを高めてしまうのです。

循環器の病気（脳卒中や心筋梗塞など）の発症リスク目安

Ⅱ度高血圧以上 最大血圧：160 以上 かつ／または 最小血圧：100 以上	**約5倍**
Ⅰ度高血圧 最大血圧：140 ～ 159 かつ／または 最小血圧：90 ～ 99	**約3倍**
高値血圧 最大血圧：130 ～ 139 かつ／または 最小血圧：80 ～ 89	**約1.5～2倍**

そうしたリスクは、血圧が高ければ高いほど大きくなります。上図に示したように、正常血圧の人に比べると、**Ⅱ度高血圧以上では約5倍、Ⅰ度高血圧の場合は約3倍、正常域ではあるものの血圧が高めの高値血圧の場合は約1・5～2倍、脳卒中や心臓病を起こしやすい**とされています。

特に高齢者の場合は、**加齢に伴って毛細血管が減り、残った血管の負担が増えるうえ、血管自体も硬くなっ**

てしまうため、高血圧になりやすい体になっています。さらに、筋力が衰え代謝が落ちているせいで脂肪がたまりやすくなっていることから、高血圧への強い警戒が必要です。

血圧の悪化を予防するためには、毎日血圧を測定し、普段の自分の血圧を把握しておく必要があります。そこで自宅でも測定できるように、血圧計を一つ持っておくといいでしょう。なお、血圧は1日の中でも目まぐるしく変化するため、最低でも起床時と就寝前の2回は測定し、朝と夜の平均値を出して記録しつづけることが大切になってきます。

血圧は睡眠のために副交感神経（リラックスした状態の時に優位になる神経）が働く夜になると下がっていき、起床のために交感神経（緊張した状態の時に優位になる神経）が働く朝になると上がりはじめるのが一般的です。だからといって、夜しか血圧を測らないと起床前後に血圧が著しく上昇する「早朝高血圧（モーニングサージ）」を見逃しやすくなります。逆に朝しか血圧を測らなければ、特に高血圧の薬を服用している場合、薬が夜までしっかり効いているのかどうかがわからなくなるため、朝と夜に測ることが大切なのです。

朝は、早朝高血圧を見つけやすいように起床後1時間以内に、排尿をすませて食事

高血圧治療ガイドライン2019の降圧目標

	診察室血圧	家庭血圧
75歳未満成人	130/80ミリ未満	125/75ミリ未満
75歳以上の高齢者	140/90ミリ未満	135/85ミリ未満
糖尿病患者	130/80ミリ未満	125/75ミリ未満
慢性腎臓病（CKD）患者（たんぱく尿陽性）	130/80ミリ未満	125/75ミリ未満
慢性腎臓病（CKD）患者（たんぱく尿陰性）	140/90ミリ未満	135/85ミリ未満
脳血管障害患者（両側頸動脈狭窄や脳主幹動脈閉塞あり、または未評価）	140/90ミリ未満	135/85ミリ未満
脳血管障害患者（両側頸動脈狭窄や脳主幹動脈閉塞なし）	130/80ミリ未満	125/75ミリ未満
冠動脈疾患患者	130/80ミリ未満	125/75ミリ未満
抗血栓薬を服用する患者	130/80ミリ未満	125/75ミリ未満

と服薬の前に測るのがベストです。一方、夜は食事と服薬、入浴や排尿をすませたあとの就寝前に測るようにしましょう。ただし、血圧の変動が激しい入浴直後の時間帯はさけ、できるだけ同じ時間帯に測るように心がけてください。

なお、高血圧は健康にとって大きなリスクがありますが、**逆に血圧が下がりすぎてしまうと、めまいや立ちくらみを起こして転倒する可能性が高くなります。**骨がもろくなる高齢者ほど、ちょっとした転倒で骨折する危険があるため、一般的に最高血圧120ミリ未満、最低血圧80ミリ未満（診察室血圧）が正常域とされていますが、厳密には年齢や合併症の有無によって、上に示すように異なる降圧目標が設定されています。

血圧は、塩分を控える、適度な運動をするなどの生活習慣の改善でもコントロールが可能です。年齢を重ねるほど持病の薬が増える傾向があるため、できるだけ薬に頼らず血圧を下げることをめざしましょう。

日本の高血圧患者の約9割は生活習慣を正すだけで血圧を下げられる！

日本人の高血圧は、特定の疾患《しっかん》によって引き起こされる「二次性高血圧」と、いくつもの要因が重なり合うことで起きる「本態性《ほんたいせい》高血圧」の2種類に分けられ、**日本の高血圧患者の約9割は本態性**です。

二次性は、原因となる疾患の治療・回復が改善の条件となりますが、本態性の場合は血圧の薬を服用することで改善するのはもちろん、塩分を控える、適度な運動をする、ストレスをためないといった生活習慣全般を見直すことでも改善が期待できます。本態性高血圧患者の約４割を占めるのが、塩分を摂取することで血圧が上がりやすくなる「食塩感受性」という体質の人です。このタイプは減塩することで血圧が下がりますが、裏を返せば約６割は減塩をしても血圧が下がらない、血圧が上がる要因がほかにある「食塩非感受性」タイプになります。

塩分は生命活動になくてはならない成分であるため、必要量以上の塩分を摂取した場合は腎臓《じんぞう》で処理して尿として排出し、逆に不足している場合は腎臓で塩分を再吸収することで、私たちの体は血液中の塩分濃度を一定に保っています。ところが、腎臓の働きが低下していると、このサイクルがうまくいかず、余分な塩分が尿として排出されないうえ、腎臓の交感神経が塩分の再吸収を促すせいで血液中の塩分濃度が上昇。すると、塩分濃度を薄めるために血管に水分が流れ込み、血液の体積が増えるせいで血管が圧迫され、血圧が上がってしまうのです。

日本人は、塩分が多いみそやしょうゆを食事のときによく使うため、世界的に見て塩分の摂取量が多い傾向があります。特に高齢者の場合は、加齢によって腎臓の働きも低下しているうえ、血管も硬くなり、あまり体を動かさないので余分な塩分を汗として排出しにくくなっているため、特に気をつけなければなりません。

食塩感受性の高血圧は心臓や血管にかかる負担が大きく、食塩非感受性の高血圧と比較すると、心臓病や脳血管障害を発症するリスクが2倍以上になるといわれています。そのため、減塩で血圧を低下させたとしても、その状態を維持するために減塩を続け、血圧を正常域に留める必要があります。

なお、高血圧患者の食事指導では、**カリウムが豊富な食材を積極的に摂取**することが推奨されます。これは、カリウムが腎臓での塩分の再吸収を抑制し、尿中への塩分の排出を促す働きを持つからです。ただし、人工透析《とうせき》を受けるなど腎機能に問題がある場合は、塩分だけでなくカリウムも排出されにくくなるため、高カリウム血症を予防するために医師からカリウムの摂取を制限される場合もあるので注意が必要です。塩分の1日の摂取目標量については、日本高血圧学会は男女ともに6ｇ《グラム》未満を目標値に設定しています。

血圧は1日の中で目まぐるしく変化しますが、高血圧患者の約半数は朝に血圧が高くなる「早朝高血圧」といわれています。これは、起床しようと交感神経が強く働くために起きる現象で、生活のために必要な血圧上昇なのですが、高齢者にとっては命取りとなる危険があります。

人間は睡眠中にコップ約1杯分ほどの汗をかくため、起床前後の血液は水分の不足によってドロドロしています。そんな状態で血圧が急上昇してしまうと、血管が破れたりつまったりする恐れがあるからです。それを裏づけるように、脳卒中や心筋梗塞《こうそく》の発作は朝方に起きやすく、軽度の脳梗塞を起こしている場合もあるため、必ず朝に血圧を測定し、自分が早朝高血圧であるかを把握しておく必要があります。

なお、夜は睡眠のために副交感神経が強く働くため血圧が下がるのが一般的ですが、睡眠中も血圧が下がらず、夜間でも最高血圧１２０ミリ、最低血圧80ミリを超える場合は「夜間高血圧」と診断されます。このタイプは脳や心臓の血管が破れたりつまったりして亡くなるリスクが通常の３・69倍にもなるため注意が必要です。

また、ストレスによって血圧が上昇することもあります。特に有名なのが医療施設で血圧を測定すると、自宅よりも高い数値が出てしまう「白衣高血圧」。医療従事者が白衣を着ていることが名称の由来です。かなり多くの人に見られる現象のため、血圧の基準は医療施設で測定した「診察室血圧」よりも、自宅で測定した「家庭血圧」のほうが、５ミリ低く設定されています。

ただし、医療施設では正常血圧なのに、自宅で測定すると家庭血圧の基準より高い数値になる「仮面高血圧」というタイプも存在します。早朝高血圧や夜間高血圧の人がなりやすく、発見のためにはやはり自宅での血圧測定が重要です。

ふくらはぎを刺激すれば血流がよくなり血管にかかる負担も減って高血圧がみるみる改善

よく「肥満は万病のもと」といわれますが、これは血圧にとっても同じことがいえます。**肥満の人はやせている人よりも体積が大きい分、毛細血管の量が多くなるために心臓が送り出す血液の量が増え、血管の負担が大きくなる**からです。

また、内臓脂肪が増えて脂肪細胞が肥大化することも、血圧にとって悪影響となります。**肥大化した脂肪細胞によってインスリンの働きが低下すると**、それを補うためにすい臓がインスリンの分泌《ぶんぴつ》を促すのですが、血液中にインスリンが過剰に存在すると、腎臓《じんぞう》でのナトリウム（塩分）排泄《はいせつ》機能が低下します。すると、血管中のナトリウム濃度を保つために血液量が増え、結果として**血圧が上がってしまう**のです。

さらに、肥満になることで気道が狭くなると、睡眠中に気道が閉塞《へいそく》する睡眠時無呼吸の状態が増え、脳に十分な酸素が行き届かなくなってしまいます。そうなると、夜間に交感神経が働くために興奮し、血圧の上昇につながるのです。

こうした肥満がもたらす高血圧の負の連鎖を阻止するためには、バランスの取れた食事に切り替えると同時に、適度な運動、**中でも脂肪燃焼効果が高い有酸素運動**を行って体重を減らすことが有効です。

特におすすめの有酸素運動は、歩くこと。つまり、散歩です。特別な道具を準備する必要もなく、変わる景色を眺めることはストレス解消にもなるうえ、足をよく動かすのでふくらはぎの筋肉も自然と鍛えられる点が高血圧改善につながります。

高血圧改善でふくらはぎの筋肉が大切になってくるのは、**心臓によって下半身に送られた血液が下肢《かし》の筋肉の収縮によって心臓に戻されるから**です。特にふくらはぎは筋肉が大きく、血液（心臓に戻る静脈血）を押し流す力も強いことから、**「第二の心臓」とも呼ばれています**。

動脈に比べると、静脈は血管が柔らかいせいで血液を押し流す力が弱く、重力に逆らう必要がある下半身の血液は心臓に戻りにくいため、筋肉の収縮に助けてもらう必要があります。ところが、自動車の普及や公共交通の発展によって歩く機会が減り、多くの現代人はふくらはぎの筋肉が衰えたり、硬くなったりして血液を心臓に押し流

ふくらはぎの筋肉と血流のしくみ

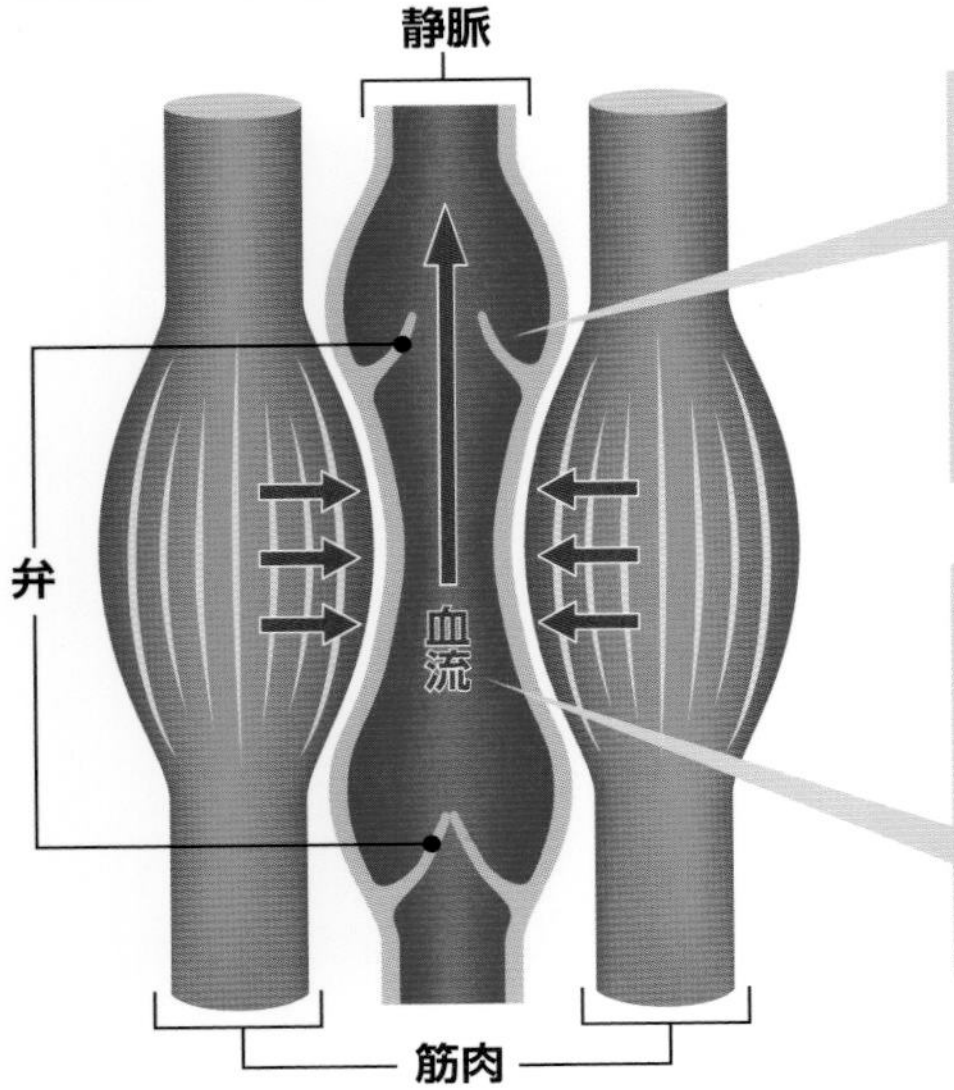

静脈には筋肉の収縮・弛緩に伴って開閉する「静脈弁」と呼ばれる弁がついているため、逆流しない。重力に逆らって流れるふくらはぎの静脈は、特にこの弁の働きが大切になってくる。

ふくらはぎにある静脈（心臓に戻る血液が通る血管）は、ふくらはぎの筋肉の収縮・弛緩する動きに助けられることで、中を通る血液が重力に逆らって上へ上へと押し上げられる。

す力が弱くなっているのです。

最も効果的なのは、衰えた足の筋肉をストレッチと筋トレなどで鍛え直すことですが、その時間を確保することが難しい場合は、普段の生活でできるだけ歩く時間を増やすようにするといいでしょう。エスカレーターを階段に替えるだけでも効果があります。ただし、階段を上る動作は血圧が上がりやすいため、上りはエスカレーター、下りは階段というような使い分けがおすすめです。

また、新型コロナウイルスの感染拡大に伴い、外出を控えている高齢者の方も少なくないでしょう。その場合は、**この章で紹介する「ふくらはぎパンパン法」によって、ふくらはぎに刺激を与えてあげるといい**でしょう。

もむほうがしっかり筋肉をほぐせると思うかもしれませんが、実は、たたくほうが血流も促され、血圧を下げる効果も高くなることが判明しています。

そもそも、ふくらはぎは大きいため、硬くなってしまうともみほぐすのに握力が必要になるうえ、**もむことでふくらはぎの筋肉が鍛えられるわけではありません。血流がよくなる効果は一時的なもの**に過ぎず、毎日続ける必要があるのです。しかも、もむ力が強すぎるとかえって血流が悪くなり、毛細血管や神経、さらに筋肉を傷めてしまう危険もあるため、あまりおすすめできません。一方、「ふくらはぎパンパン法」は握力がなくても手軽にできる点が魅力です。

人間の血管は年齢とともに衰えていきます。非常に細い毛細血管の場合、血管の内側に並んでいる内皮細胞と細胞のすきまが広くなり、そこから水分が流出することで血流が乏しくなってゆき、最終的には毛細血管として機能しなくなってしまいます。

しかし、**ふくらはぎを毎日刺激して血流をよくしてあげれば、血管の内皮細胞のすきまは広がらず、毛細血管の量が減ることも予防できます**。つまりそれは、ほかの血管の負担を減らすことになり、結果的に血圧を下げることにつながるのです。

血流アップ1分刺激

ふくらはぎパンパン法

1SET 1分×2

効果 **硬くなったふくらはぎの筋肉をほぐし、さらに血管にほどよい刺激を与えることで血流を促す。**

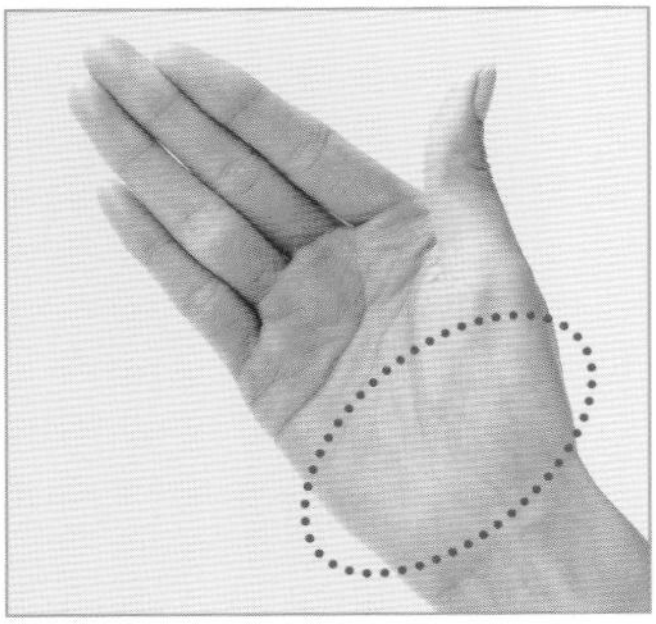

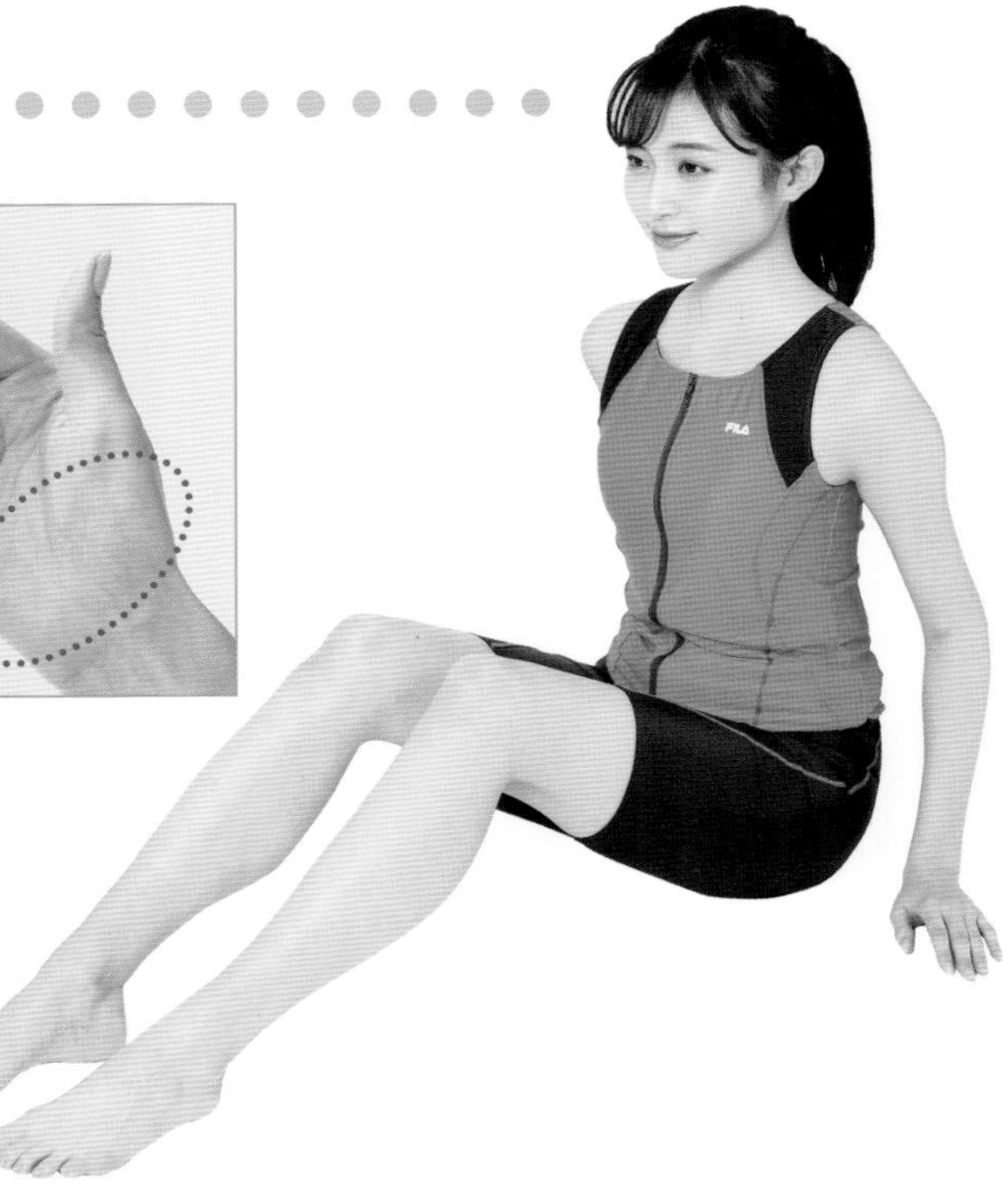

1. 両足を前に出して床に座る。
2. 手のひらのつけ根部分がふくらはぎに届くように、前に出した両足のひざを曲げて立てる。

床に座ると立ち上がるのが大変な場合は、
椅子に座ってやっても大丈夫（28ページ参照）

※この体操は下肢《かし》に静脈瘤《りゅう》がある方には適していません（29ページ参照）

③ 手のひらのつけ根部分を使い、ふくらはぎの側面を心地いいと感じる強さで、足首からひざに向かってパンパンとたたく。

たたく
10秒

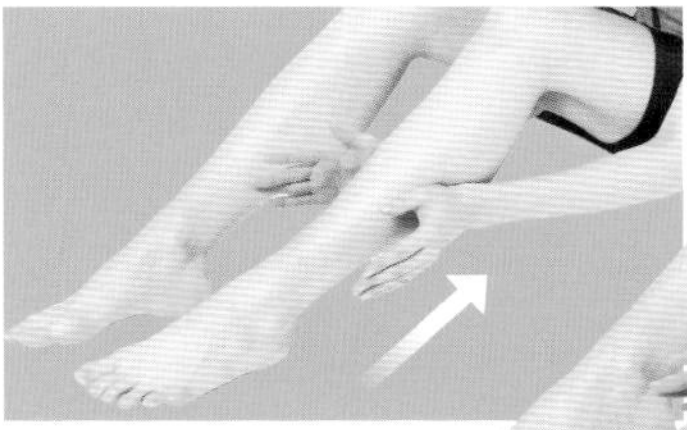
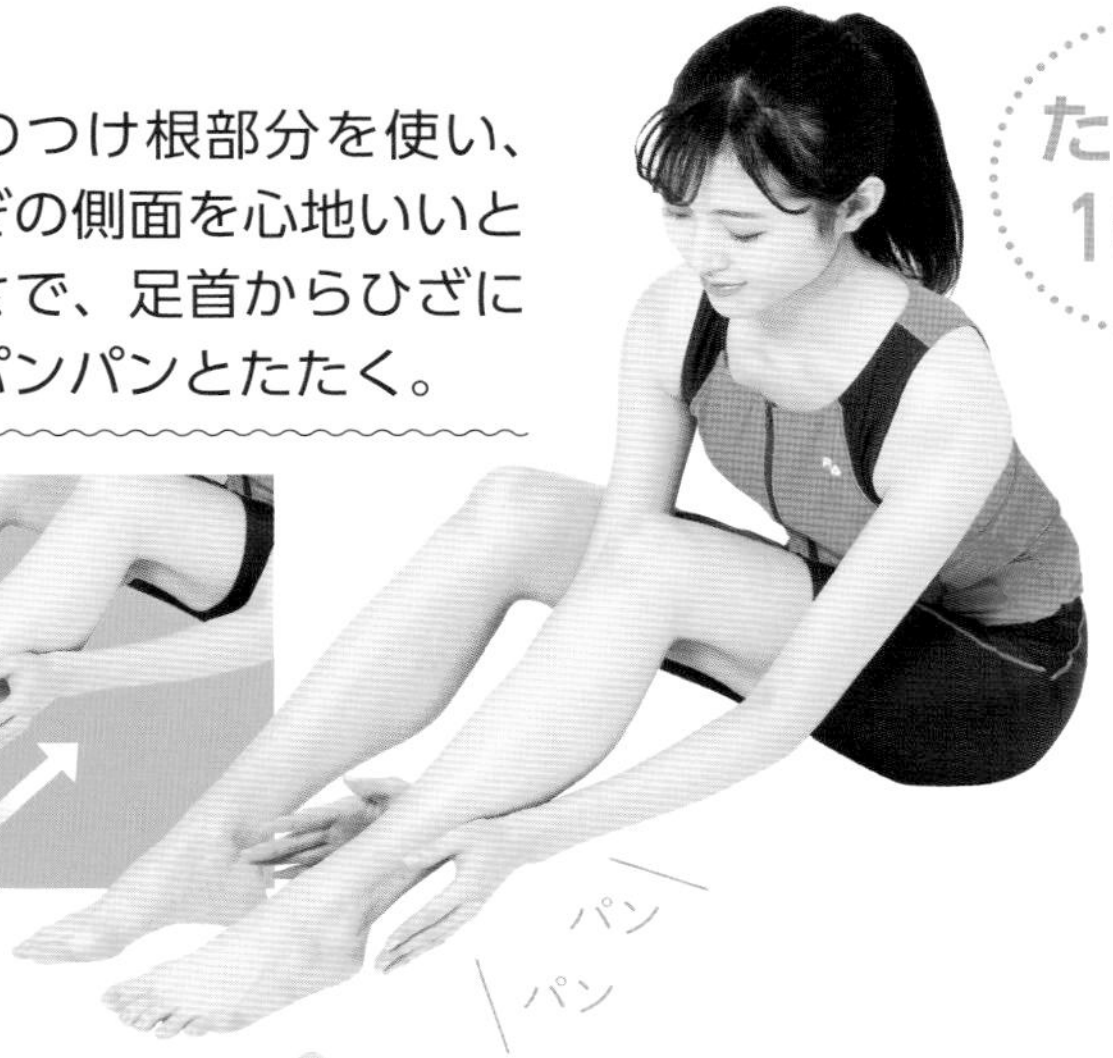

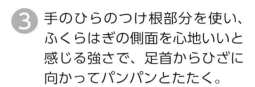

6回くり返して
1セットで
1分

1回
5セットを
目安に
行う。

④ 握りこぶしの親指と人さし指が丸まっている面でふくらはぎの裏を、心地いいと感じる強さで、足首からひざに向かってトントンとたたく。

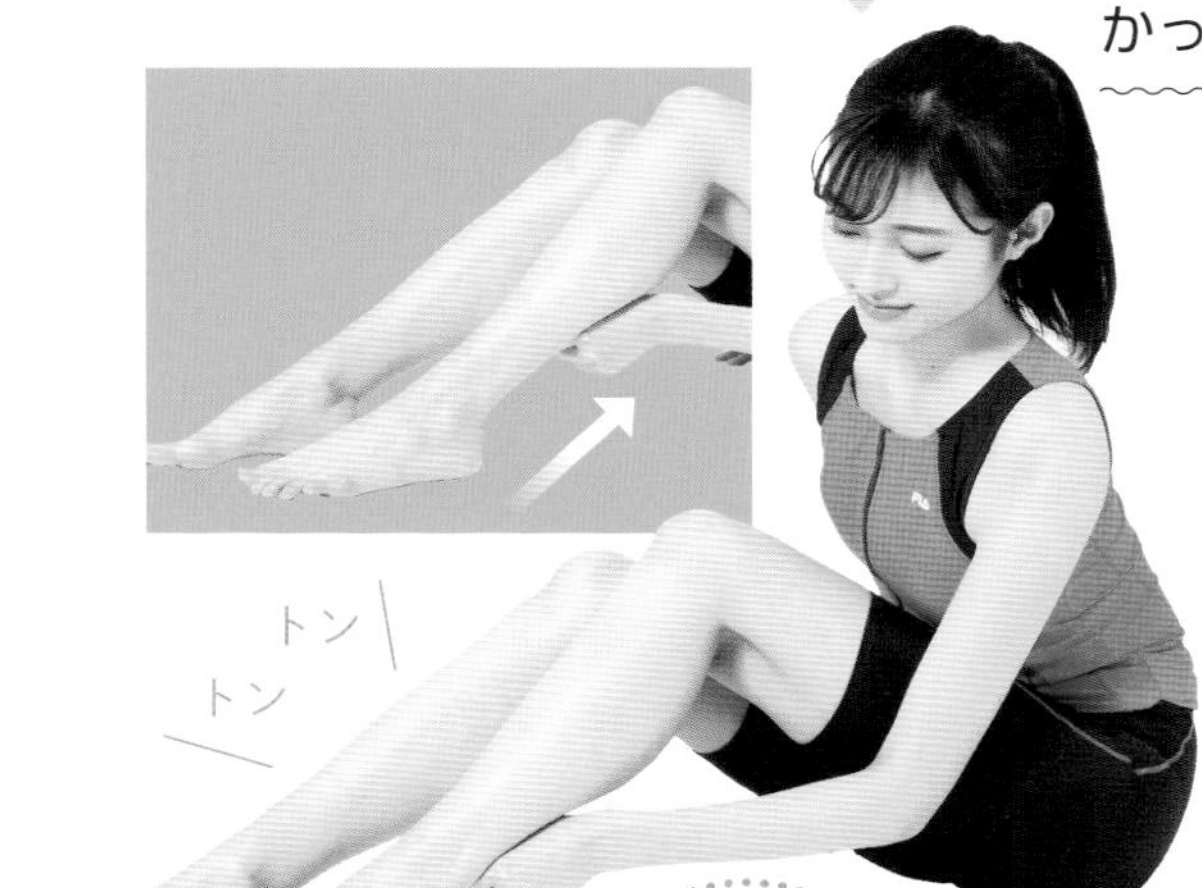

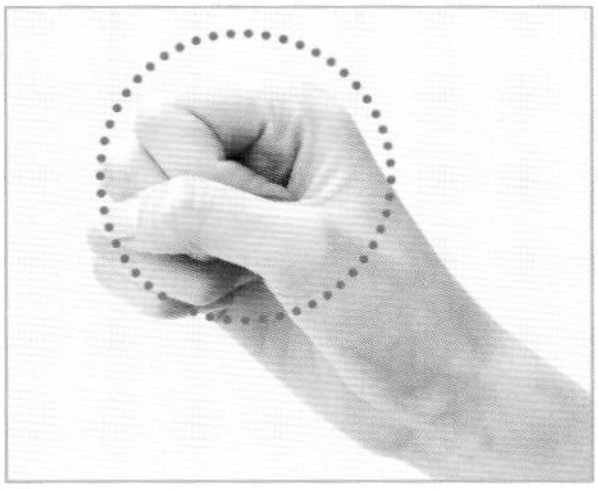

たたく
10秒

6回くり返して
1セットで
1分

1回
3セットを
目安に
行う。

注意

足の筋肉が硬い人は準備運動でアキレス腱を伸ばしておこう

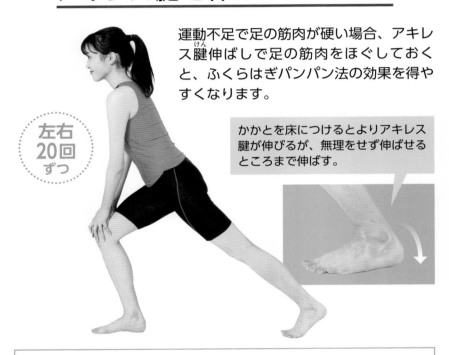

左右
20回
ずつ

運動不足で足の筋肉が硬い場合、アキレス腱《けん》伸ばしで足の筋肉をほぐしておくと、ふくらはぎパンパン法の効果を得やすくなります。

かかとを床につけるとよりアキレス腱が伸びるが、無理をせず伸ばせるところまで伸ばす。

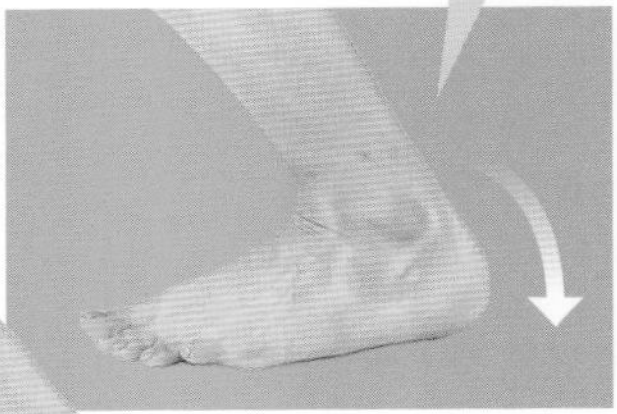

椅子に座って「ふくらはぎパンパン法」をする場合のポイント

左側の写真のように片方の足に乗せるか、別の椅子の上に足を置くなどして、血流が重力に負けないように、ふくらはぎの位置が低くなるのをさけましょう。

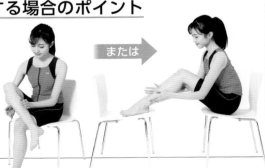

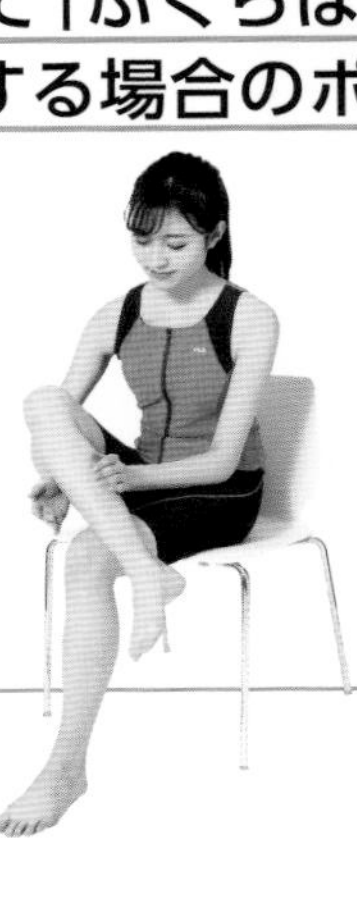

または

注意

静脈瘤のある人はタオルを握って血圧を下げよう！

静脈がコブのようにふくらんでしまう静脈瘤《りゅう》の症状がある人は、静脈内に血栓《けっせん》ができている可能性があります。下肢に静脈瘤がある場合、「ふくらはぎパンパン法」を行うと血栓を刺激して血栓症につながる危険があるため、タオルを握って血圧を下げましょう。

タオルグリップ法

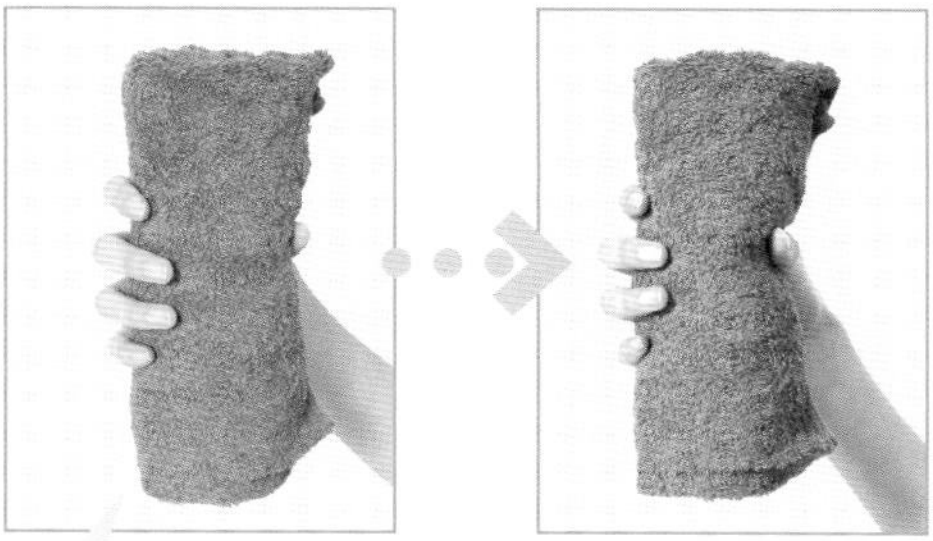

握りやすいように、35センチ×75センチのフェイスタオルを棒状にたたむ。

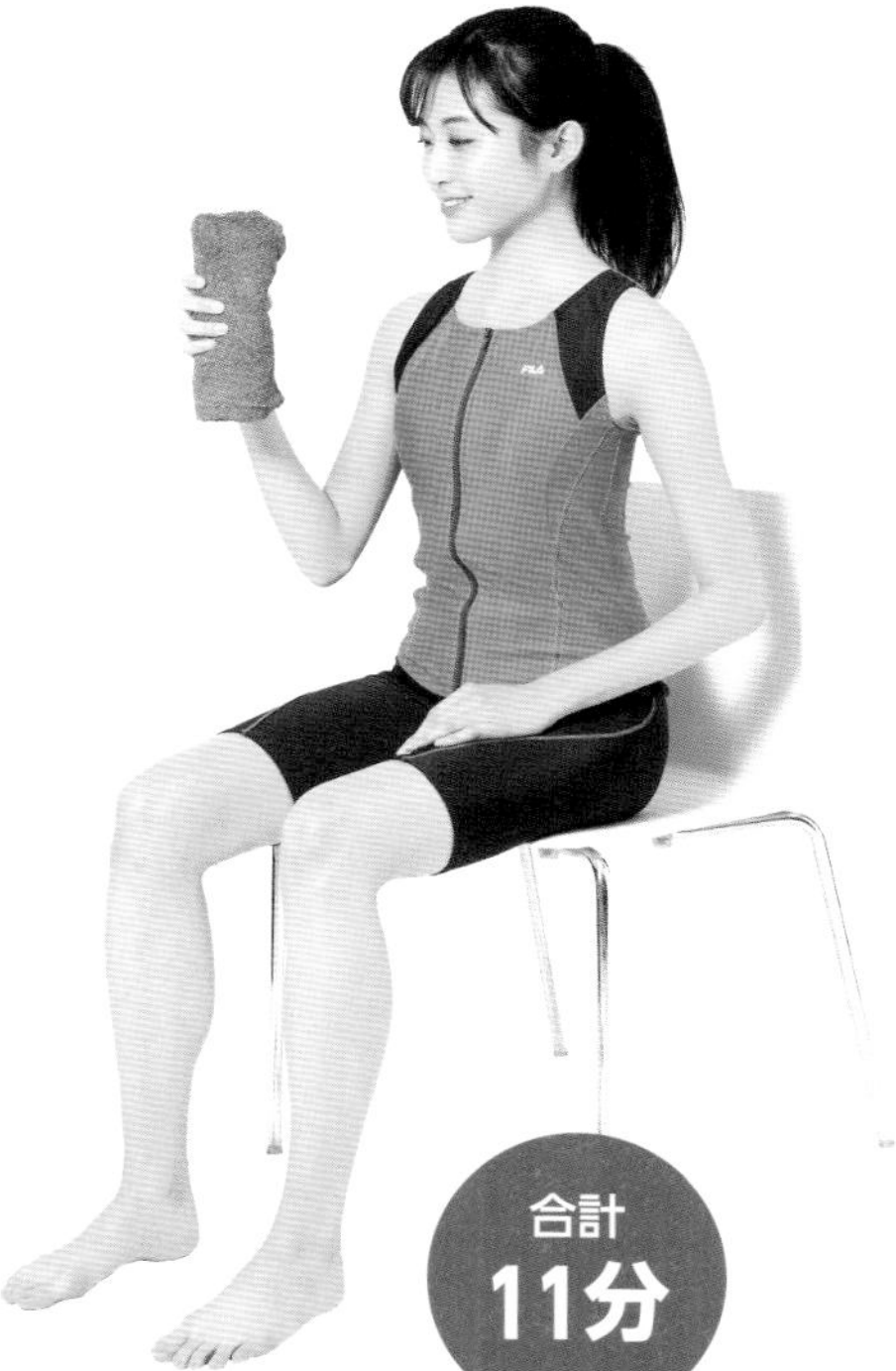

1. 左右どちらかの手で棒状に丸めたタオルを持ち、2分間握る（親指とほかの指がくっつくほど強く握らない）。
2. 握った手の力をゆるめて1分間休む。
3. ❶を4回、❷を3回くり返す。なお、4回すべて同じ手で握っても、左右の手で交互に2回ずつ握ってもいい。

合計 11分

症例報告

10日間の「ふくらはぎパンパン法」で最高・最低血圧が平均5〜10ミリ低下

高血圧で治療を受けている方には、ふくらはぎの筋肉が硬くなっていることが少なくありません。これは筋肉が伸び縮みする機会＝足を動かす機会が少ないため、つまりは運動不足が原因です。実際、同じ高血圧患者であっても日ごろからよく歩いている人は、ふくらはぎの筋肉が柔らかいのです。

ふくらはぎには下半身の血液を上半身に押し流す「筋ポンプ作用」が備わっています。これは筋肉が縮んで太くなったさいに、静脈の血管を圧迫して血液を上に押し上げてくれる働きですが、筋肉が硬くなってしまうと、足を動かしてもしっかり筋肉が縮まなくなります。その結果、血流が悪くなってしまうのです。

また、ふくらはぎにはリンパ管が集中しており、その中を流れているリンパ液は、筋肉の収縮に助けられて上半身に向かって流れていきます。このリンパ管は、毛細血管が回収しきれない余剰の水分（老廃物を含む）を回収する役割を持つため、筋ポンプがうまく働かなければふくらはぎにたまってしまい、筋肉に「硬結《こうけつ》」と呼ばれるしこりができやすくなります。硬結はつまむと痛みを感じ、そのままにしておくと、やがて離れた部位にも不調が出てしまうやっかいな存在です。

「ふくらはぎパンパン法」は血流を促すだけでなく、そうした問題を引き起こす硬くなった筋肉をほぐす効果もあります。実際、**ある高血圧患者の方がふくらはぎパンパン法を試したところ、10分で片足の体積が合計320ミリリットルも減少した**という報告があります。血流が改善し、リンパ液の流れもよくなったことで、硬結やむくみが改善した証拠です。

さらに、複数の高血圧の人たちに1回10分程度のふくらはぎパンパン法を10日間試してもらった結果、**最高・最低血圧の両方で平均5〜10ミリの降下が見られました**。特に効果があった人の場合、**最高血圧が145ミリから132ミリに、最低血圧が75ミリから69ミリに下がっています**。

もちろん、高血圧の症状を改善するためには、ふくらはぎパンパン法だけでなく、食生活の改善や適度な運動などが必要になりますが、ふくらはぎもみと違って握力が不要なので、高齢の方でも無理せず続けることができます。

血流アップのお助け食材・お酢&レモン果汁の降圧効果を科学的に証明！

テレビ番組や雑誌で「血圧を下げる食品」が特集されることがあります。しかし、そこで取り上げられている食品のほとんどには、科学的に血圧を下げる効果が認められていません。厳密には、エビデンスが動物実験のデータしかなかったり、ヒト臨床試験を行っているものの、被験者の数が少ないため信頼性に乏しかったりするのです。

そこで、今回は**科学的な検証で血圧を下げる効果が認められ、しかも、ふだんの食事に取り入れやすいお酢とレモン果汁の働きについて紹介します**。

大手食品メーカー「ミツカン」が、血圧が高めの成人男女64名を対象に実施した検証では、食酢の代わりに乳酸で風味を似せたプラセボ飲料を毎朝飲んだグループに比べて、大さじ1杯（15ミリリットル）の食酢を含む飲料を毎朝飲んだグループのほうが血圧の下がる人が多かったそうです。検証を10週間続けた後の血圧の平均低下率を見ると、食酢を含む飲料を飲んだグループは最高血圧で6・5%、最低血圧で8%も下がっており、検証終了後（食酢の摂取をやめた後）に血圧が再び上がったことからも、お酢に血圧を下げる効果があることが裏づけられました。

お酢が血圧を下げる理由は、その主成分である酢酸《さくさん》にあります。酢酸が体内に入ると、血管を拡張する作用がある物質「アデノシン」の分泌《ぶんぴつ》が促され、血管が拡張することで血管にかかる負荷が減り、血圧が下がり、結果的に血流もアップするのです。

お酢には必ず酢酸が含まれているため、米酢、黒酢、穀物酢、バルサミコ酢、リンゴ酢など、どんなお酢でも血圧を下げる効果は得られます。酢酸は熱に強いので加熱調理する料理に使っても大丈夫ですし、お酢はもともと調味料ですから納豆や刺身を食べるさいにしょうゆの代わりに使うと減塩にも役立ちます。

また、お酢を飲んで摂取する場合は、水や白湯《さゆ》で薄めると飲みやすくなります。特にフルーティーな香りがするリンゴ酢は、ハチミツを少しまぜて味を調えてあげればおいしく飲み干せます。酢酸にはカルシウムの吸収を促す働きがあるため、牛乳とまぜてもいいでしょう。お酢によって牛乳のたんぱく質が凝固するので、ヨーグルト風になります（リンゴ酢大さじ1杯に対して、牛乳150ミリリットル《ミリリットル》ぐらいが目安）。

なお、時間栄養学の観点から、お酢を摂取する時間帯によって血圧を下げる効果にどれだけ差が出るのかという検証も進められています。最も効果が出る時間帯は人それぞれ異なるので、血圧を下げるために毎日お酢を摂取する習慣を始める場合は、起床時を起点に1日を7つの時間帯に分け、摂取後の血圧を比較することで自分に合った時間帯を特定するといいでしょう。

①起床直後　②起床後3時間後　③起床後6時間後　④起床後9時間後
⑤起床後12時間後　⑥起床後15時間後　⑦就寝前

すでに降圧薬を服用している場合は、服薬の時間を変えないことが、自分に合った時間帯を特定するためのポイントになります。

次に、レモン果汁についてです。

ビタミンCが豊富なことで知られるレモンですが、昔からレモンをよく食べる人は血圧が低いといわれていました。その要因となっているのが、レモンの酸味が塩味を引き立てるという働き。つまり、レモン果汁を料理に使うことで自然と減塩となり、血圧が上がりづらくなるのです。

減塩に役立つだけでなく、**レモン果汁自体にも血圧を下げる成分が含まれています**。それは血管を柔らかくする働きがある「レモンフラボノイド」というもので、ラットを使った動物実験ではすでに血圧を下げる効果が実証されています。さらに、高血圧患者に大さじ1杯のレモン果汁（飲みやすいように水で薄めたもの）を毎朝飲んでもらうという検証を行い、人間にも有効であるかを調べました。

すると、検証を開始する1週間前の**最高血圧の平均は144・7ミリもありましたが、起床時にレモン果汁を飲みはじめてから2ヵ月間の最高血圧の平均は136・1ミリと、平均で8・6ミリも下がることが確認されました**。この検証では蓄尿によって塩分摂取量に変化がないことも裏づけられているため、減塩ではなくレモン果汁によって血圧が下がったことは明らかです。

さらに、この検証で使ったレモン果汁は果実から絞りたてのものではなく、市販されているビンづめのものなので、手軽に試すことができます。

ただし、お酢の酢酸と違ってレモンフラボノイドは熱に弱いため、温度が高いお湯で薄めて飲んだり、熱々の料理にふりかけて食べたりすることはさけたほうがいいでしょう。

COLUMN

Q 日本人間ドック学会の判定は信頼できる?

A 1993年、世界保健機関（WHO）と国際高血圧学会（ISH）は、血圧の正常値について「最高血圧140ミリ未満、最低血圧90ミリ未満」という新しい基準値を定めました。

これを受けて2014年4月、日本高血圧学会も140／90ミリを正常な血圧の基準値として認定しましたが、その発表のわずか2週間後に、日本人間ドック学会と健康保険組合連合会が「最高血圧147ミリ未満、最低血圧94ミリ未満」を新しい基準値として発表してしまいました。そのため、当時の医療現場では大きな混乱が起きました。

日本高血圧学会が認めた140／90ミリの基準値は、心血管疾患《しっかん》の罹患率という疫学的調査の裏づけがあって定められた数字です。一方、日本人間ドック学会の147／94ミリという数字は、人間ドックや健康診断の受診者から計算した「健康と考えられる人の血圧の分布範囲」にすぎないため、将来の心血管疾患の発症予測は難しくなっています。

実際、日本人間ドック学会の新基準値では、「要再検査」「要治療」の人が含まれている可能性が高かったのです。

日本高血圧学会の指摘を受けたこともあり、現在、日本人間ドック学会は血圧の基準値を下の表のように改めていますが、依然として疫学的調査の結果ではないため、血圧を測定したさいは、2019年に日本高血圧学会が改訂したガイドラインの数値（6ページ）を参考にしたほうがいいでしょう。

そして、このガイドラインには、高血圧を原因とした疾患を予防するための「降圧目標」として、75歳の未満の成人で130／80ミリ、75歳以上で140／90ミリ（いずれも診察室血圧）という数値が示されています。

日本人間ドック学会の血圧の基準値

	基準範囲※	要注意	異常
最高血圧	129ミリ以下	130～159ミリ	160ミリ以上
最低血圧	84ミリ以下	85～99ミリ	100ミリ

※将来、脳・心血管疾患を発症しうる可能性を考慮した基準範囲

COLUMN

Q 血圧が高いと頭痛が起こりやすい？

A　一般的な頭痛は、脳の血管が拡張して周囲の神経を圧迫することで起こるといわれています。その原因には、肩や首のこり、寝不足や寝すぎ、ストレス、二日酔い、急激な温度変化、気圧変化などがありますが、高血圧と頭痛との関係はあまり知られていません。脳には血流を正常に保つ機能が備えられているため、通常では高血圧の影響で脳内の血圧が上昇することはないのですが、高血圧が原因で危険な頭痛が起きることがあるのです。

例えば、最高血圧 210ミリ以上、最低血圧 120ミリ以上という重症の高血圧患者の場合、脳の調節機能がうまく働かなくなり、代謝異常によって脳浮腫《のうふしゅ》（脳がむくむこと）が起きる危険性が高くなります。つまり、脳の体積が大きくなり、頭蓋骨《ずがいこつ》の内側の圧力が高くなるのです。

このような症状を「高血圧性脳症」と呼び、吐きけや嘔吐《おうと》、そして激しい頭痛が代表的な症状とされており、症状が悪化すると視覚障害、けいれん、意識障害を起こし、心臓や腎臓《じんぞう》などに悪い影響を及ぼす危険もあるため、注意しなければなりません。

さらに高血圧によって脳の血管が老化してしまうと、血管の一部が破れて出血したり、血栓《けっせん》ができやすくなったりします。脳出血の場合は、出血量が多くなるほど頭蓋骨の内側の圧力が高くなり、頭痛が引き起こされてしまいます。出血した部位によっては死の危険もある病気のため、手足のしびれやろれつが回らないなどの前兆が現れたら、すぐに診察を受けたほうがいいでしょう。

一方、脳の血管がつまることで脳細胞がダメージを受ける脳梗塞《こうそく》の場合は、軽度の場合は頭痛を伴いませんが、やはり重度になると脳浮腫が起きて強い頭痛が引き起こされる場合があります。

また、124ページでくわしく解説する「睡眠時無呼吸症候群」も高血圧とともに頭痛の原因にもなります。睡眠中の無呼吸によって脳の血管が広がり、頭蓋内の内圧が上昇してしまうのです。

通常の頭痛とは異なり、高血圧を原因とする頭痛は重大な病気につながるリスクが高いため、高血圧症と診断を受けた方は「すぐ治るだろう」などとあなどらず、注意するようにしましょう。

COLUMN

まだまだある科学的に血圧を下げる食品

この章で紹介したお酢とレモン果汁だけでなく、次の食品にも血圧を下げる働きが科学的に認められています。

◆ 渋皮つきピーナッツ

ピーナッツの赤い渋皮には抗酸化作用があるポリフェノールが豊富で、血管の老化予防とともに血圧を下げる働きがあります。さらに、ピーナッツ自体にも飽和脂肪酸と不飽和脂肪酸がバランスよく含まれているため、コレステロール値を下げ、血管を強くしてくれます。ただし、カロリーが高いため食べすぎると太ります。1日20粒程度が目安です。また、減塩のため無塩や素焼きのものを選ぶようにしましょう。

◆ 納豆

大豆を納豆菌で発酵させる過程で生成される血栓《けっせん》溶解酵素「ナットウキナーゼ」が豊富なうえ、原料の大豆に含まれるイソフラボン（ポリフェノールの一種）が血管を強くしてくれます。ただし、ナットウキナーゼは70℃以上になると効果がなくなるため、熱々のご飯にかけて食べるのはさけたほうがいいでしょう。また、ナットウキナーゼの効果は食後４時間で現れて８時間持続するため、朝方に発作が多い心筋梗塞《こうそく》の予防には、夕食がおすすめです。ちなみに、ナットウキナーゼの活性を示す単位を「fu」と呼び、日本ナットウキナーゼ協会が推奨する１日当たりの摂取量は、2000fu（50グラムの納豆１～２パック）とされています。

◆ みそ

かつては高血圧の敵とされていたみそ汁ですが、最近の研究ではみそに含まれる塩分は同じ量の塩をそのまま摂取するよりも血圧を上げにくいことが判明しています。むしろ、全くみそ汁を飲まない人より１日２杯以上みそ汁を飲んでいる人のほうが、高血圧になるリスクが0.18倍低いことが判明しています。これは大豆を発酵させる米麹に腎臓《じんぞう》から塩分の排出を促す成分が含まれているうえ、納豆と同じく、原料の大豆に含まれるイソフラボンのおかげで血管が強くなるためと考えられます。

第2章

高血圧体質を正す血流アップ体操
「2秒かかと上げ」で有酸素運動も効果的に行える

監修
埼玉医科大学
国際医療センター教授
牧田 茂

かかとをゆっくり2秒上げるだけでふくらはぎが鍛えられ、血流がよくなる

生命活動に必要な酸素や栄養を運び、老廃物を回収する血液は、全身に張りめぐらされた血管を通過します。血液が流れるさいに血管にかかる圧力が血圧なのですが、それは常に一定ではなく、心や体の状態に応じて目まぐるしく変化します。

そうした変化に対応できるよう、若く健康な血管はゴムのホースのようにしなやかな柔軟性を備えていますが、加齢とともに皮膚や骨と同じく**血管は老化し、血管の壁が硬くなったり、内腔《ないくう》（血液の通り道となる血管内の空間）が狭くなったりする「動脈硬化」と呼ばれる状態**が出はじめてしまうのです。

動脈硬化の要因としてまずあげられるのが、血圧が基準より高い状態が続く高血圧です。日本人には塩分の摂取で血圧が上がる「食塩感受性」と呼ばれる体質が多く、とりすぎた塩分により血管が硬くなり、血管の壁に有害な物質が入り込まないようフィルターの役割を果たしている内皮細胞を傷つけ、動脈硬化を加速させてしまいます。

その結果、脳卒中や心筋梗塞《こうそく》といった命にかかわる脳や心臓の血管疾患《しっかん》のリスクを高めてしまうのです。

動脈硬化をさらに悪化させるのが、高脂血症と高血糖です。悪玉のLDLコレステロールのせいで血管の内膜にプラーク（コブのような隆起）ができると、そこだけ内腔が狭くなるうえ、たんぱく質に余分な糖がこびりつくことで生成されるAGE《エージーイー》（終末糖化産物）により、プラークがさらに成長してしまうからです。こうなると血流がゆるやかになり、血管をつまらせる血栓《けっせん》ができやすくなってしまいます。

高血圧、高脂血症、高血糖は生活習慣の乱れによって引き起こされることから、動脈硬化の悪循環を断ち切るためには薬を服用するだけでなく、減塩を核にした食事内容や飲酒量の見直し、禁煙、適切な睡眠の質と量の確保、適度な運動、といった根本的な生活の改善が不可欠となります。

例えば、喫煙と高血圧が重なると、そうでない人に比べて脳卒中や心臓病で亡くなるリスクが約4倍も高くなります。さらに、喫煙によって血液中から善玉であるHDLコレステロールが減少し、中性脂肪やLDLコレステロールが増加して脂質異常を悪

受動喫煙による年間死亡数推計値

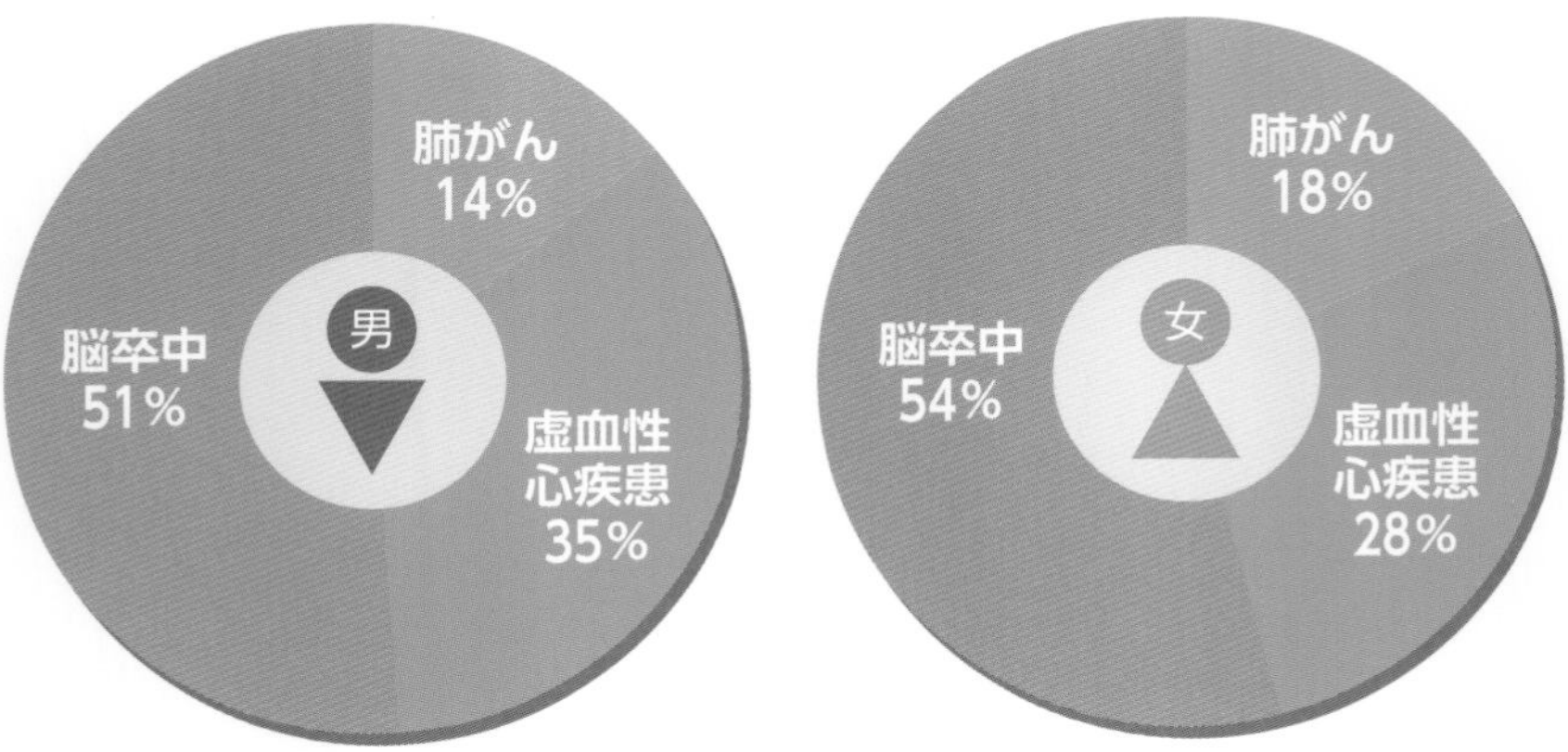

※厚生労働科学研究費補助金循環器疾患・糖尿病等生活習慣病対策総合研究事業「たばこ対策の健康影響および経済影響の包括的評価に関する研究」平成27年度報告書を参考に作成。

化させるうえ、すい臓から分泌《ぶんぴつ》されるインスリンの効きめを弱めて血糖値を上昇しやすくするのです。

こうした喫煙の害は、受動喫煙であっても変わらず、厚生労働省の調査によれば、**日本では年間約1万5000人が受動喫煙を要因とする疾患で亡くなっていると推定**されています。健康増進法が改正され、店舗や公共の施設での全面禁煙など、受動喫煙を予防するルールが厳格化されたのはこのためですが、裏を返せば家庭での喫煙回数が増えることを意味します。

自分だけでなく、家族や友人など身近な人々の健康のためにも、喫煙者は禁煙を心がけるようにしましょう。

また、**睡眠不足や睡眠の質が低下すると自律神経が乱れ、さまざまなホルモンの分泌に支障をきたす結**

1日の平均睡眠時間

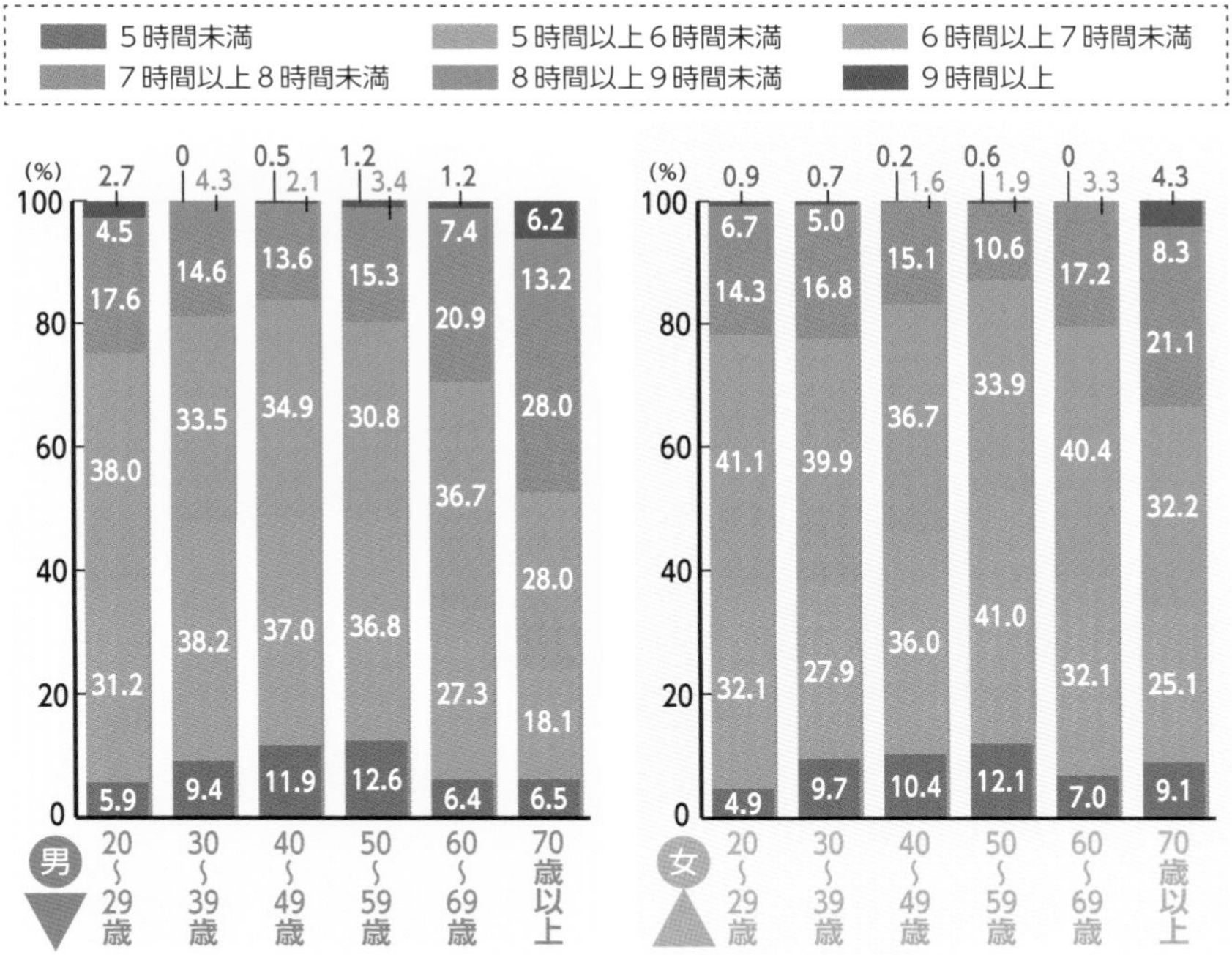

※厚生労働省が実施した令和元年の「国民健康・栄養調査」の結果の概要より抜粋。

果、高血圧、高脂血症、高血糖のリスクを高くすることが判明しています。例えば、睡眠不足によって食欲を抑えるホルモンであるレプチンが減少し、逆に食欲を増進させるホルモンであるグレリンが増加するのです。

日中に眠けを感じない長さを研究した結果、7時間前後の睡眠時間が生活習慣病のリスクが低いことがわかっていますが、人によって適切な時間は異なり、**年齢を重ねると健康な人でも眠りが浅くなり、布団の中にいる時間＝実際の睡眠時間ではない場合もある**ので注意が必要です。

特に大切なのが、高血圧の改善に

最適な運動ですが、それにはウォーキング、ジョギング、水泳、サイクリングなど、筋肉への負荷が軽く、長い時間続けることができる有酸素運動が効果的です。脂肪を燃焼してくれることから、継続することで重篤な心血管系の合併症の発症リスクが下がることが判明しています。ただし、例にあげた運動からもわかるように、有酸素運動を継続するためには、体を支える足の健康が必要となってきます。そこで、手軽に下《か》肢《し》の筋肉を鍛えるのにおすすめなのが「2秒かかと上げ」という運動です。

この「2秒かかと上げ」を続ければ、ふくらはぎの筋肉が鍛えられ、まとまった時間歩きつづけても疲れにくくなり、有酸素運動がはかどります。さらに、ふくらはぎの筋肉がこの運動によって伸び縮みすることで、「第二の心臓」と呼ばれるふくらはぎのポンピング作用（心臓に向かって流れる静脈血を押し上げる機能）が改善して血流がよくなり、心臓にかかる負担を軽減することもでき、高血圧の改善に役立つのです。

日中（満腹時はさける）の空き時間に行うのがおすすめで、筋力トレーニングとしては負担も軽めなので、高齢者でも毎日続けることが可能です。ただし、ふんばって息を止めると血圧が上がってしまうので、自然な呼吸を心がけましょう。また、高血圧で降圧薬を処方されている方は、かかりつけ医の先生に相談してください。

ふくらはぎの筋肉のポンピング作用のしくみ

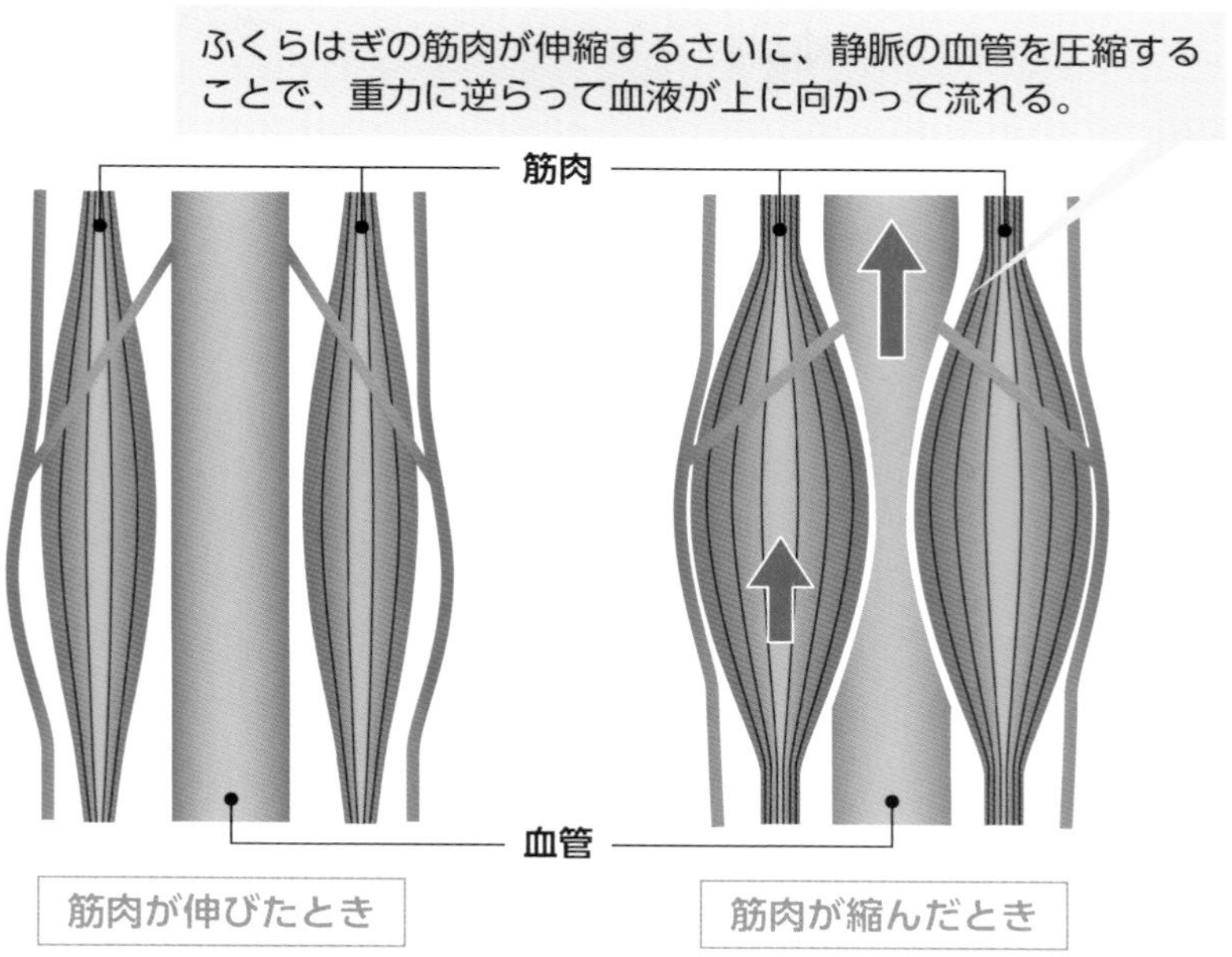
ふくらはぎの筋肉が伸縮するさいに、静脈の血管を圧縮することで、重力に逆らって血液が上に向かって流れる。
筋肉
血管
筋肉が伸びたとき
筋肉が縮んだとき

さらに、**「ハーフ・スクワット」によって太ももの筋肉も鍛えておけば、有酸素運動の継続に必要な脚力を維持できます。**

なお、有酸素運動は少し汗ばむぐらいで十分で、ふだん全く運動習慣がない人がウォーキングを開始するなら、まずは1日2キロ（20～30分）ほどから始め、少しずつ距離や時間を長くするのが理想的です。

運動自体にも筋力の衰えを防げる効果があるうえ、**サイトカイン（炎症性生理活性物質）を抑制する効果もある**ので、高血圧で疲弊した心臓が心不全を起こすリスクを減らすこともできます。

2秒かかと上げ

1SET 1分

効果

ふくらはぎの筋肉を伸び縮みさせ、鍛えることができる。血流を促すうえ、こむら返りの予防にもなる。

※この運動は１章で紹介した「ふくらはぎパンパン法」などで、事前にふくらはぎの筋肉をほぐしておくとより効果的です。

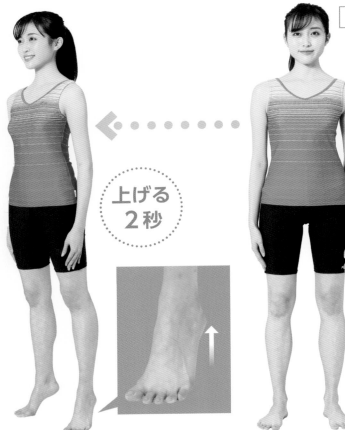

② 爪先に重心をかけ、２秒かけてゆっくりかかとを上げる。

① 足を腰幅程度に開いて、背すじを伸ばして立つ。

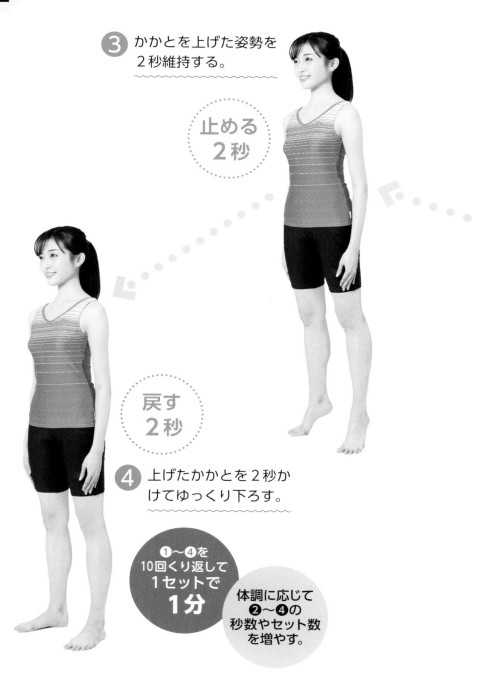

③ かかとを上げた姿勢を2秒維持する。

止める 2秒

戻す 2秒

④ 上げたかかとを2秒かけてゆっくり下ろす。

❶〜❹を10回くり返して1セットで**1分**

体調に応じて❷〜❹の秒数やセット数を増やす。

注意

かかとを上げるとふらつく場合

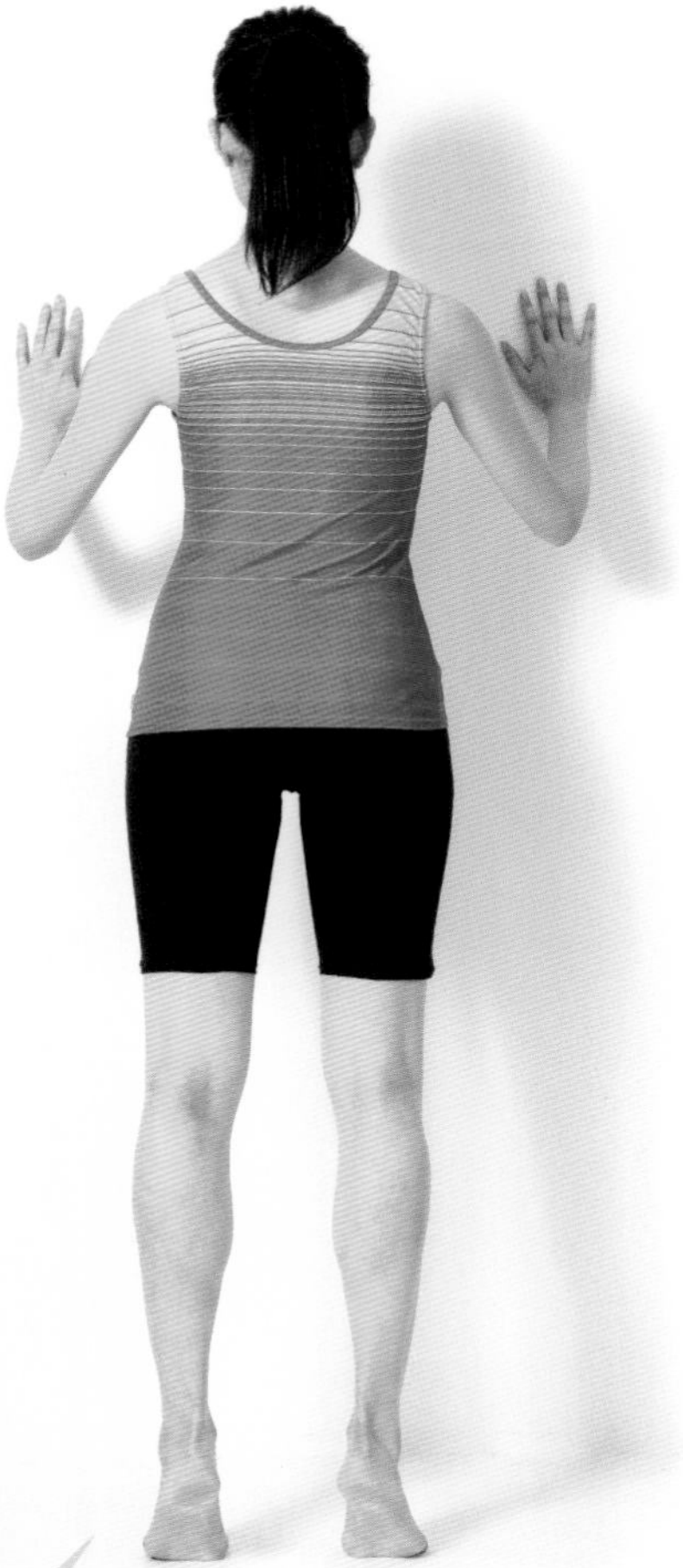

手すり、壁、椅子の背など、つかまれるものを支えにして、かかとを上げるようにする。

注意

床で爪先に重心をかけられない場合

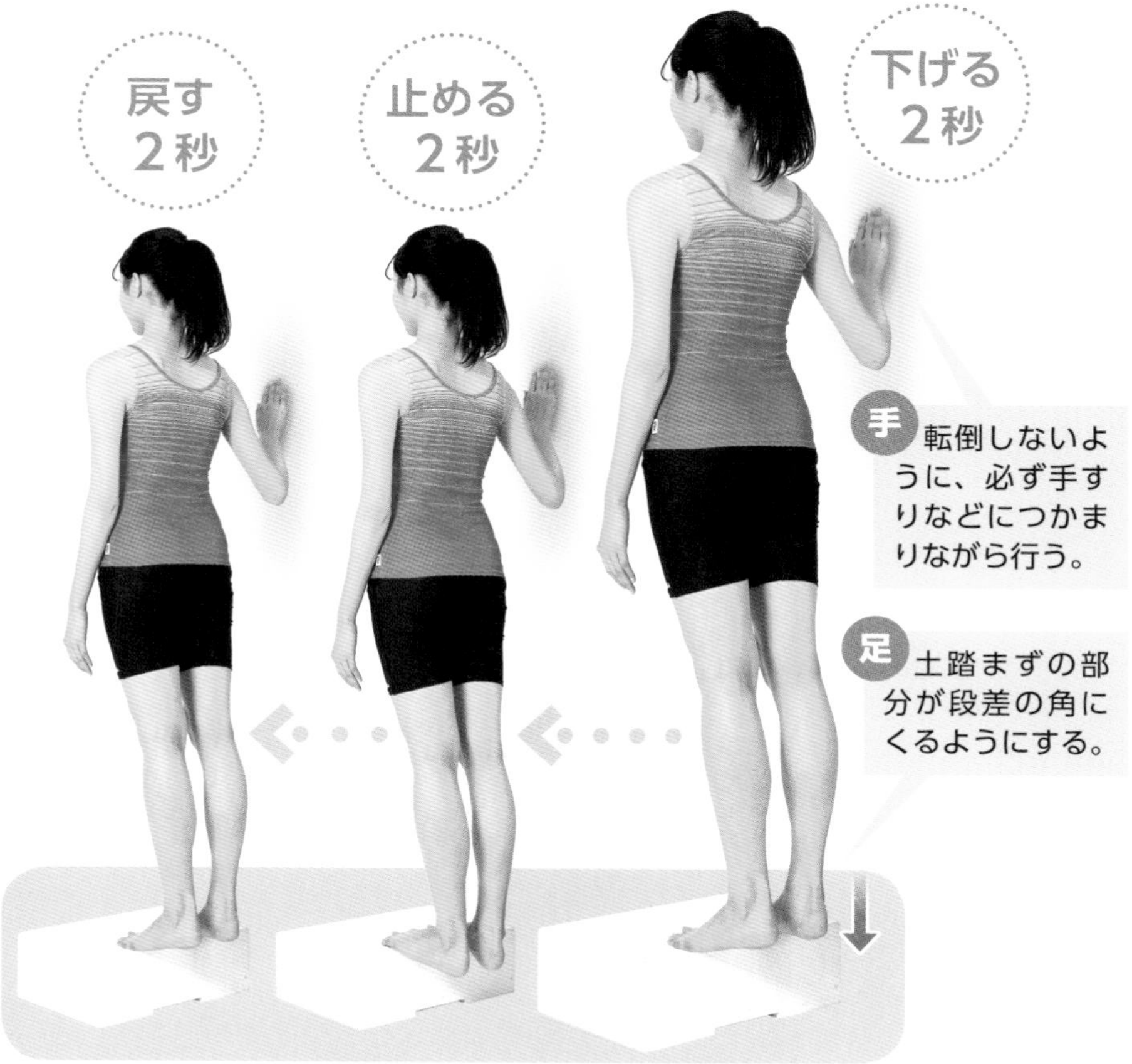
戻す
2秒
止める
2秒
下げる
2秒
手 転倒しないように、必ず手すりなどにつかまりながら行う。
足 土踏まずの部分が段差の角にくるようにする。

❸ 落としたかかとを、ゆっくり2秒かけてもとに戻す。

❷ 段差の上でかかとを落とした姿勢を2秒維持する。

❶ 足の前部は踏み台など段差の上に、足の後部は宙に浮いた状態で、ゆっくり2秒かけてかかとを落とす。

ハーフ・スクワット

1SET 1分

効果 大きな太ももの筋肉が鍛えられるため、代謝が上がって脂肪が燃焼されやすくなり、肥満の改善に役立つ。

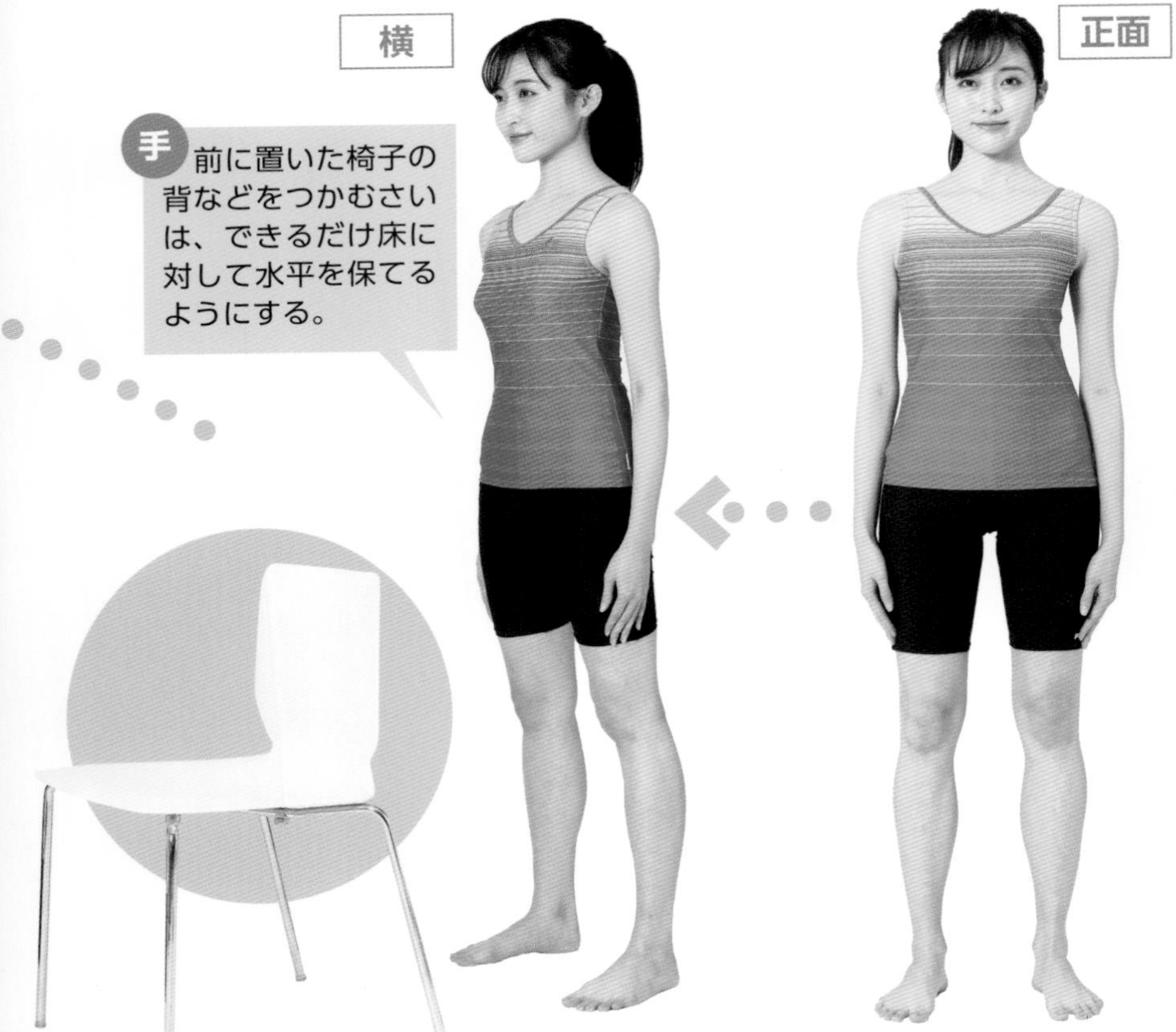

横
正面
手 前に置いた椅子の背などをつかむさいは、できるだけ床に対して水平を保てるようにする。

1 足を肩幅程度に開き、背すじを伸ばして立つ。腰を落としたさいに転倒しないように、前につかまれるもの（椅子など）を用意しておく。

② 椅子の背などにつかまりながら、背すじを曲げないように、ゆっくり２秒かけて、浅めに腰を落とす。

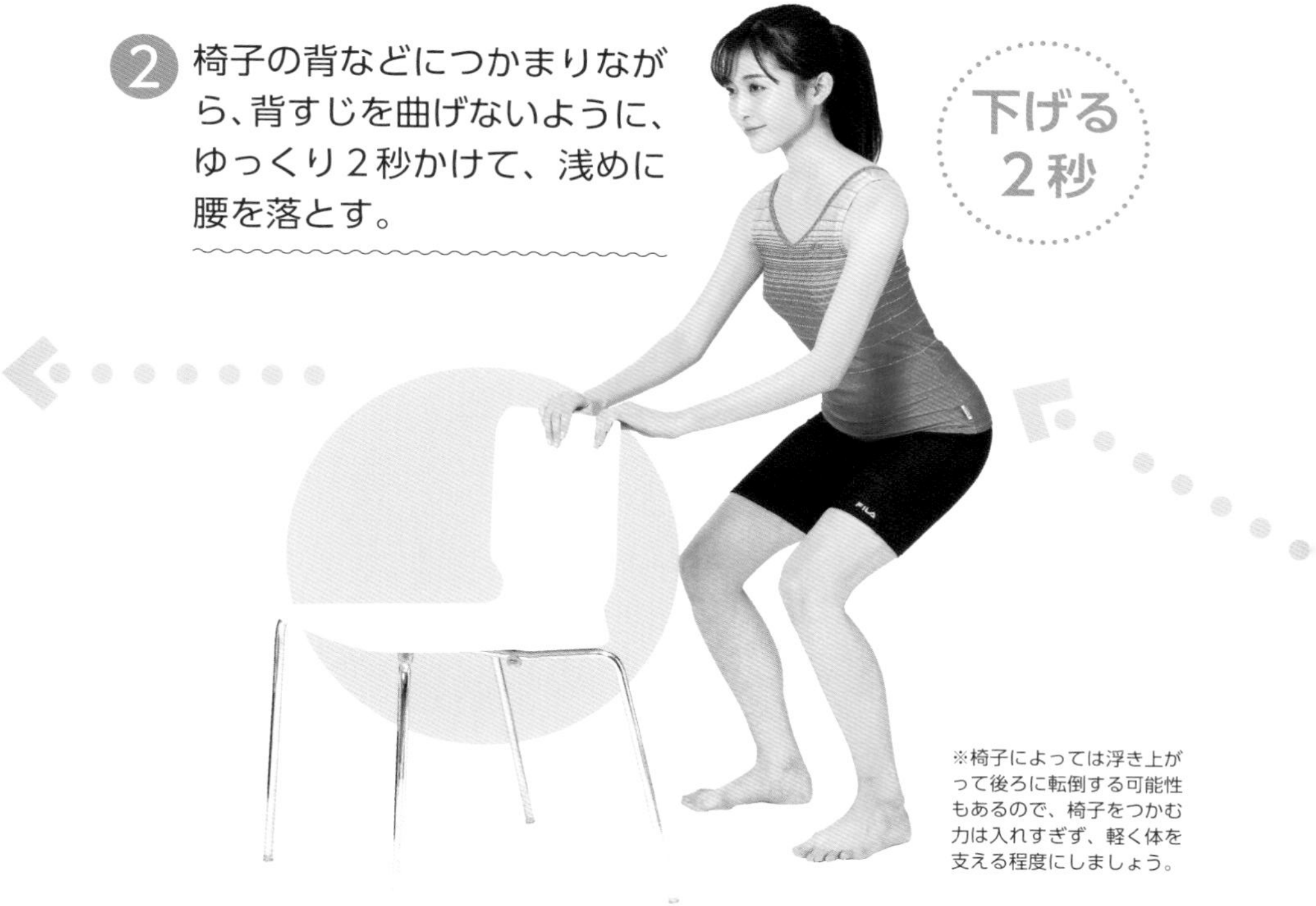

※椅子によっては浮き上がって後ろに転倒する可能性もあるので、椅子をつかむ力は入れすぎず、軽く体を支える程度にしましょう。

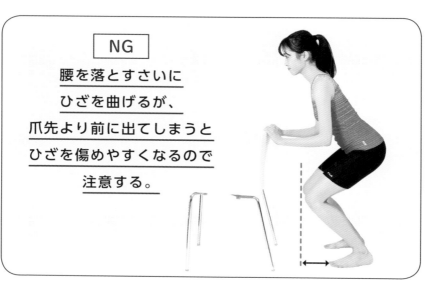

NG

腰を落とすさいに
ひざを曲げるが、
爪先より前に出てしまうと
ひざを傷めやすくなるので
注意する。

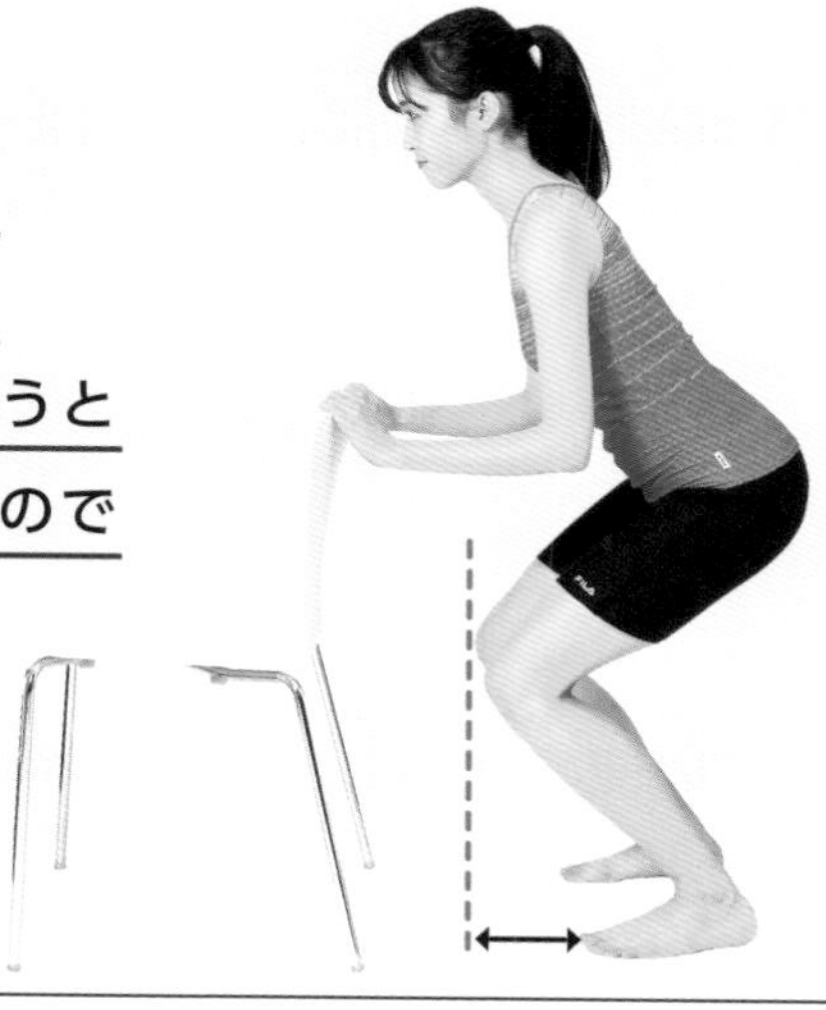

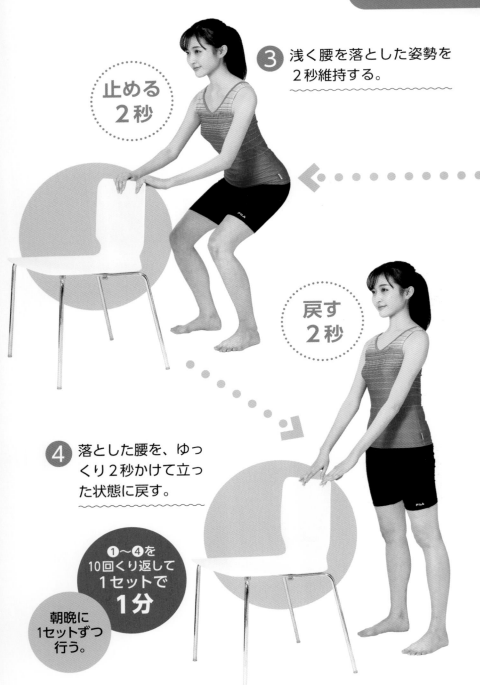

③ 浅く腰を落とした姿勢を2秒維持する。

止める
2秒

戻す
2秒

④ 落とした腰を、ゆっくり2秒かけて立った状態に戻す。

❶〜❹を
10回くり返して
1セットで
1分

朝晩に
1セットずつ
行う。

注意

後ろへの転倒の不安がある場合

❶ 後ろに転倒してしまう不安がある方は、あらかじめ失敗しても座れる位置に椅子を置いておく。

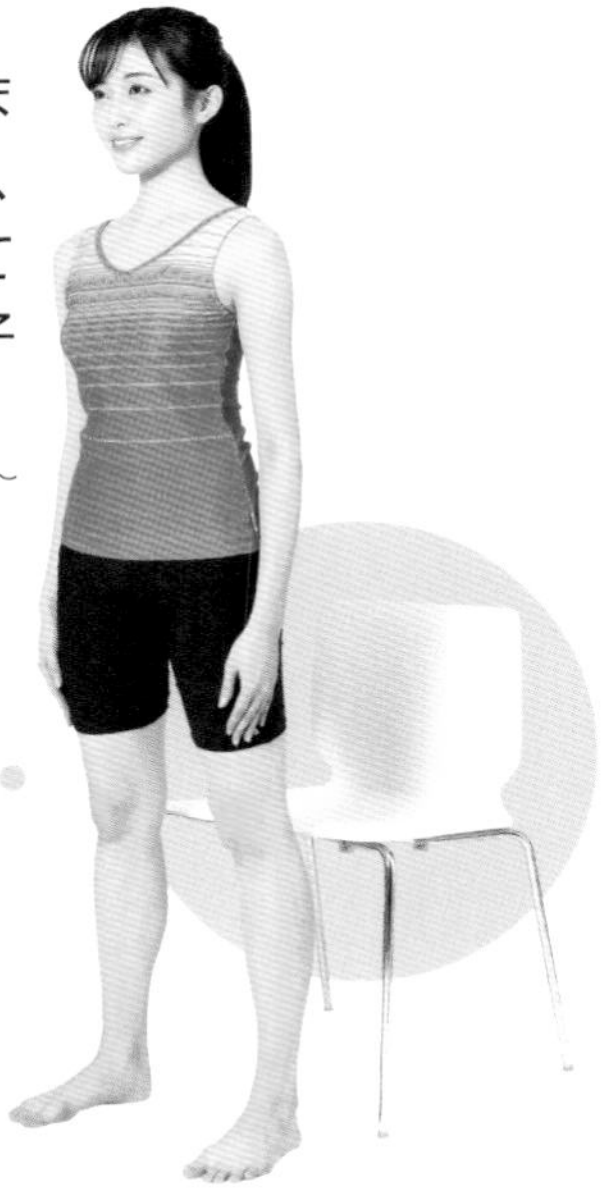

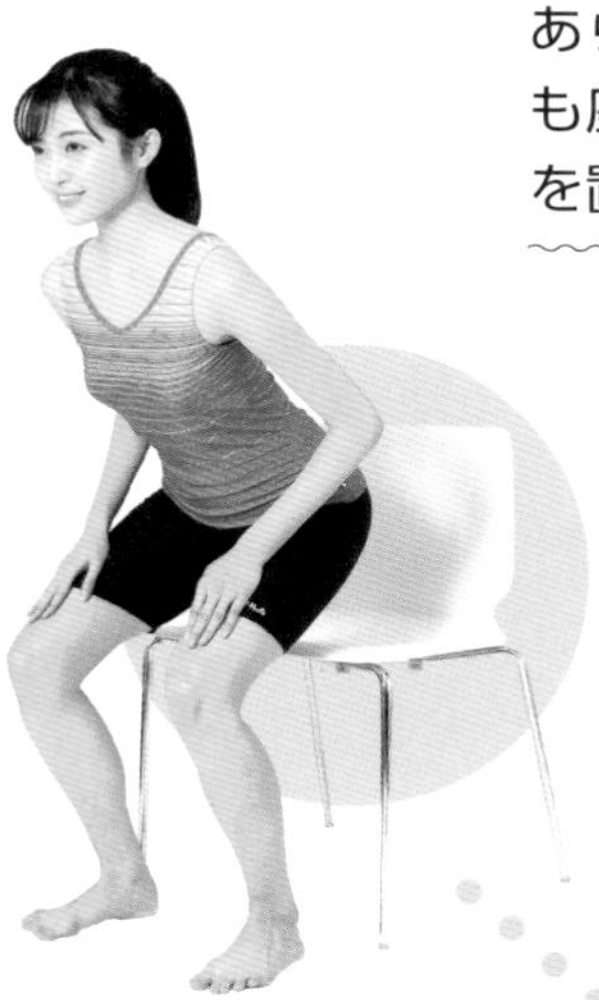

❷ 腰を浅く落とし、椅子の座面にお尻《しり》がギリギリふれない姿勢を維持する。

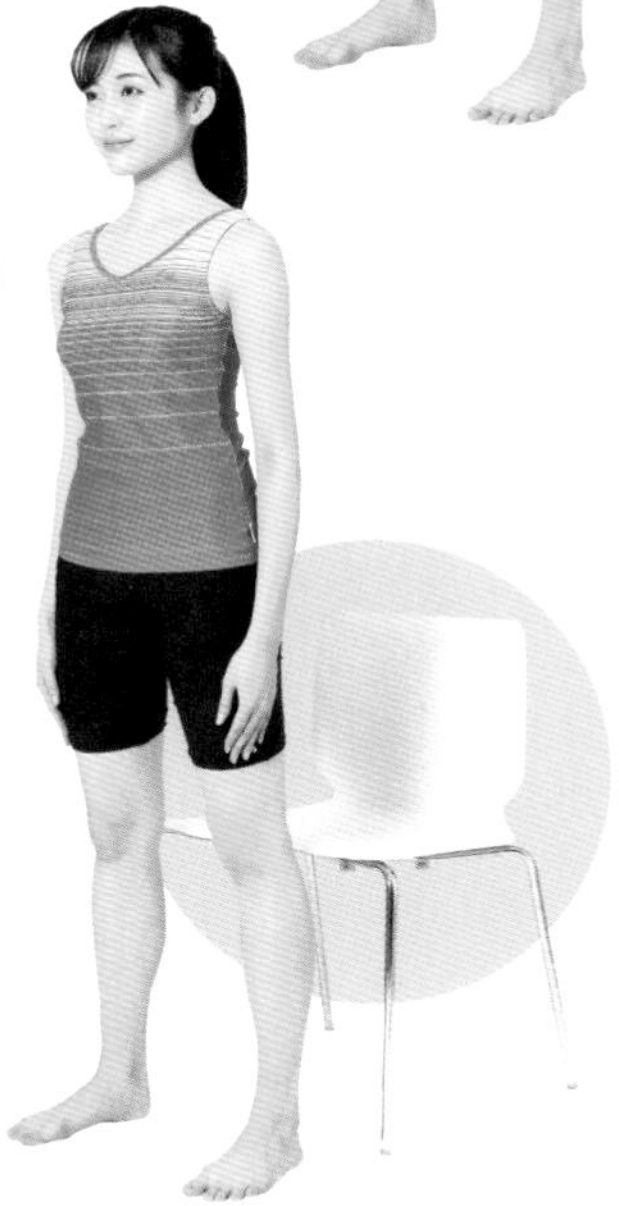

❸ 落とした腰をゆっくり戻し、❶の姿勢に戻す。

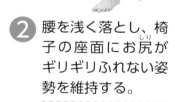

COLUMN

高血圧改善の急所・ふくらはぎ

「第二の心臓」と呼ばれるふくらはぎには、伸び縮みすることで静脈の血流を促す「腓《ひ》腹筋」と「ヒラメ筋」という２種類の筋肉がついています。

どちらの筋肉も歩くために大切なアキレス腱《けん》とつながっており、ここが衰えてしまうと足首がうまく動かせず歩行に支障が出てしまううえ、足がつる「こむら返り」を起こしやすくなります。特に高齢者は就寝中にこむら返りが起きやすい傾向があり、血圧に影響を与える睡眠の質を守るためにも、ふくらはぎの筋肉の衰えを放置するわけにはいきません。

なお、筋肉は瞬発力に秀でているために無酸素運動に適した「速筋」と、持久力に優れているために有酸素運動に向いている「遅筋」の２種類に分けることができます。速筋は鍛えると筋線維が太く肥大しますが、遅筋は鍛えても筋線維の太さがあまり変わりません。最初に紹介した腓腹筋は、急激な運動に対応する速筋の割合が多く、逆にヒラメ筋は姿勢の維持などに機能する持久力に優れた遅筋の割合が多くなります。

ふくらはぎの筋肉を構成する腓腹筋とヒラメ筋、このどちらか一方だけを鍛えるのではなく、この章で紹介した「２秒かかと上げ」で両方の筋肉をバランスよく鍛えておけば、まとまった時間歩いても疲れにくくなるだけでなく、転倒のリスクを下げることにもつながるのです。

さらに、ふくらはぎの筋肉を鍛えれば、体内の老廃物や余分な水分を回収するリンパ液の循環がよくなることもわかっています。

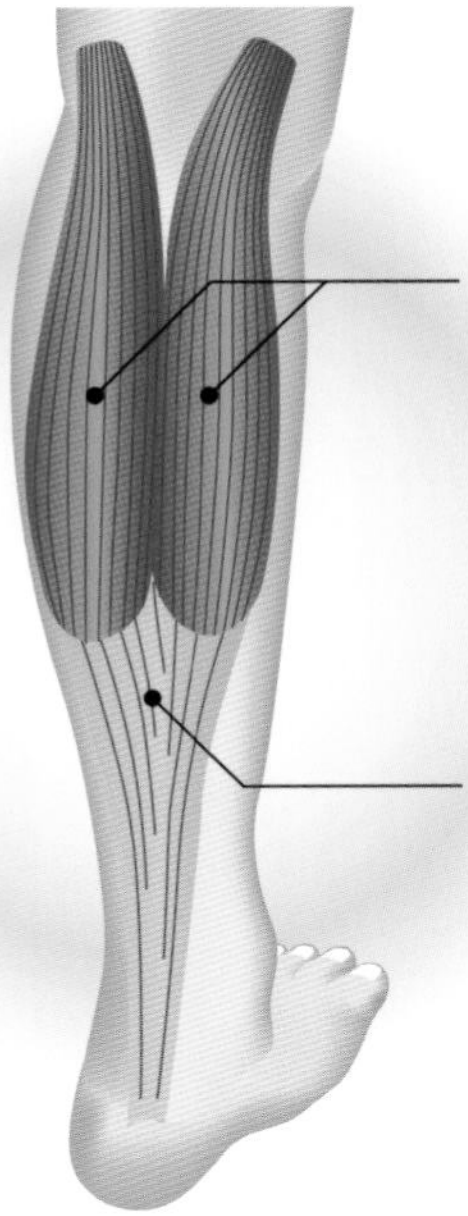

腓腹筋 内側腓腹筋と外側腓腹筋の２つの筋肉で構成されている。
ヒラメ筋 腓腹筋の下についている筋肉。鍛えることで立ちつづけたり歩きつづけたりしても疲れづらくなる。

第3章

年々硬くなる血管を柔軟にする「血管若返り1分体操」は怖い脳卒中・動脈硬化の防止に効果大

監修
自治医科大学名誉教授
島田 和幸

参考文献：『血圧サージに殺されない50の方法』島田和幸（自由国民社）、『内皮細胞が活性化する食習慣で一生切れない、詰まらない「強い血管」をつくる本』島田和幸（永岡書店）

加齢とともに劣化する血管が「血管若返り1分体操」で強くてしなやかな血管になり血圧の上も下も下がった！

脳卒中や心筋梗塞《こうそく》などの循環器系の病気は、かつては70代以降の高齢者の病気でしたが、最近は40～50代の働き盛りが突然死する原因になりつつあります。

これは、カロリーが高い食品を手軽に食べられるようになり、自動車や公共交通の普及によって昔より運動量が激減した現代人が、血管が老化しやすい生活を送るようになったことが原因。**脳卒中や心筋梗塞は、脳や心臓といった臓器ではなく、そこを通る血管に問題があるために起きる病気**なのです。

例えば、心筋梗塞は冠動脈（心臓の筋肉に酸素や栄養を送る太い動脈）の内側が老化によって狭くなり、血栓《けっせん》によって血流が堰《せ》き止められることで心臓を動かす筋肉の細胞が死んでしまい、最終的に死に至るケースもあります。

血管は変化を目で確認できない体の内側に存在するうえ、違和感や痛みといった自覚症状が現れないため、改善のための努力を怠ってしまうと、血管の老化はあっというまに加速してしまいます。実年齢が40代なのに、血管年齢が70代というケースも、現代においてそれほど珍しくありません。厚生労働省が実施している人口動態統計（2020年）でも、40代の死因の3位が心筋梗塞を含む心疾患《しっかん》、4位が脳卒中を含む脳血管疾患となっており、全世代を合計した場合でも、2位が心疾患、4位が脳血管疾患となっています。

心疾患や脳血管疾患のリスクを減らすために、どうすれば血管の老化を改善できるのか。それを知るために、まずは血管が老化する流れを解説しましょう。

血圧の変化に対応できるように、健康な血管にはゴムのような柔軟性が備わっているのですが、そのしなやかさは年齢を重ねるにつれて失われていきます。それを加速させるのが、高血圧、脂質異常症（高脂血症）、高血糖の症状なのです。

具体的には、**塩分のとりすぎで高血圧になると、強い負荷がかかる血管の壁が厚く硬くなり、内皮細胞も傷つきやすくなります**。これは「動脈硬化」と呼ばれる状態で、こうなると傷口のすきまから内膜《ないまく》に異物が入り込みやすくなり、内皮細胞は血液から悪い物質を取り込まないようにするフィルターの役割を果たせなくなります。

動脈硬化が進行した「老化した血管」

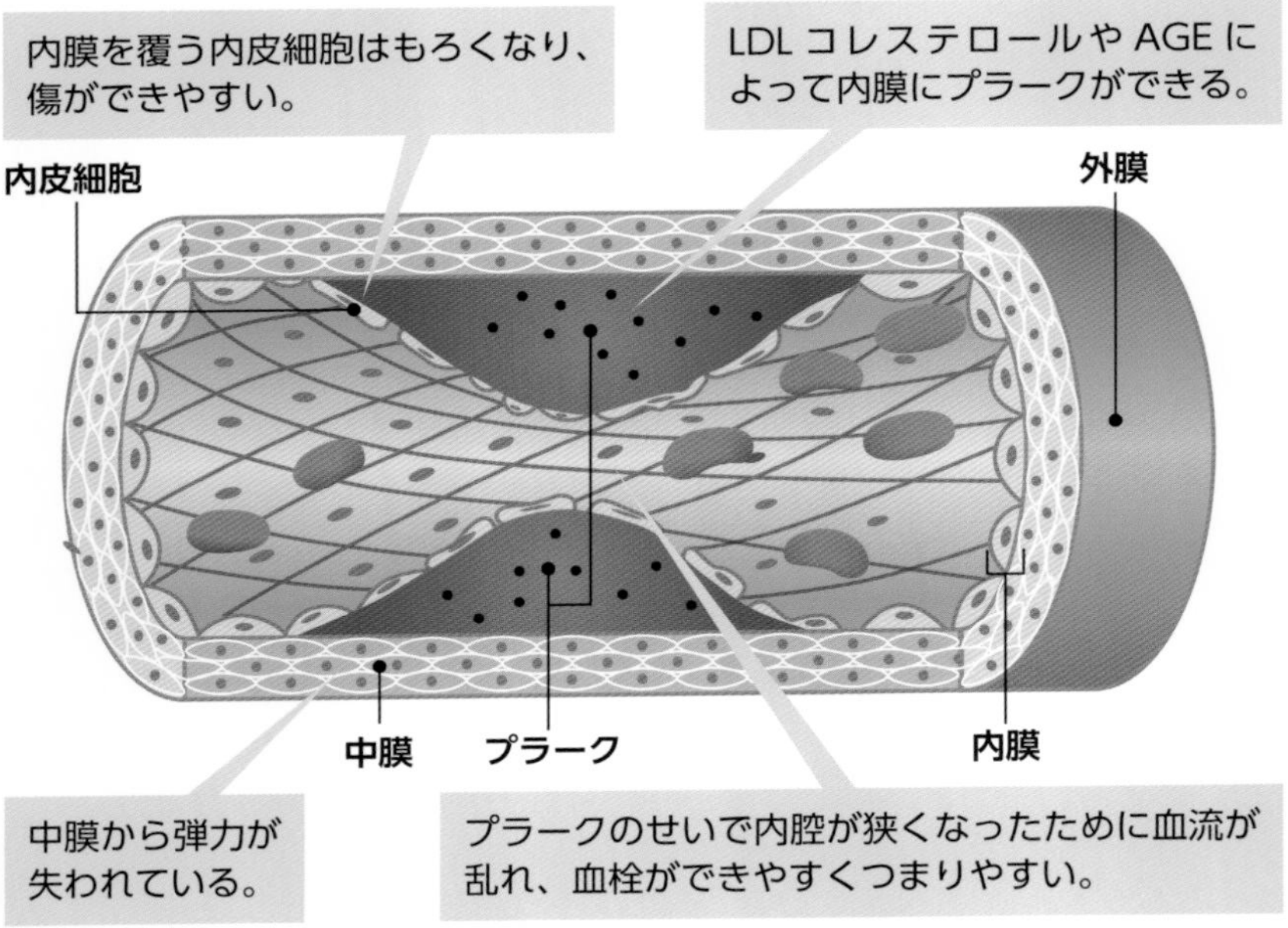
内膜を覆う内皮細胞はもろくなり、傷ができやすい。
LDL コレステロールや AGE によって内膜にプラークができる。
内皮細胞
外膜
中膜
プラーク
内膜
中膜から弾力が失われている。
プラークのせいで内腔が狭くなったために血流が乱れ、血栓ができやすくつまりやすい。

傷んだ内皮細胞を通過する代表的な異物が、脂質異常の場合に多い悪玉のＬＤＬコレステロールです。動脈硬化の初期病変であるアテローム性プラーク（血管内の隆起）は、内膜にＬＤＬコレステロールが入り込むことで形成されるのです。

さらに高血糖の血液中に生じるＡＧ《エージー》Ｅ《イー》（終末糖化産物）がプラークに入り込むことで、動脈硬化の症状を悪化させます。

40代から心疾患や脳血管疾患によって亡くなる人が増えるのは、運動不足により筋肉が衰え、それによって基礎代謝が落ちて中年太りが本格化するためで、血管の老化が促進されることが要因の一つとなります。特に女性は加齢によって女性ホルモンの分泌《ぶんぴつ》が減ることで体脂肪がたまりやすくなってしまうので注意が必要です。

動脈硬化が悪化すると、厚く硬くなった血管の壁は破れやすくなり、プラークは巨大化して血流がますます弱くなっていきます。このプラークが破裂すると、冠動脈に血栓が形成されて血管が狭くなり、あるいは血管がつまり、脳梗塞や心筋梗塞を起こすことになるのです。

そんな状況をさけるためには、ふだんの食事の内容に気をつけて血液中のＬＤＬコレステロール値や血糖値を下げることはもちろん、強い血管を作るための血管ケアが重要になってきます。そして、そのさいに大切にしなければならないのが、血管の内側でフィルターの役割を果たす**内皮細胞**です。

内皮細胞は、血液から悪い物質を取り込まないようにするフィルターの役割を果たすことに加え、第４章でくわしく説明する、血管を健康に保つための**「ＮＯ《エヌオー》」（一酸化窒素《ちっそ》）**をみずから生み出し、活用する働きも担っています。

自動車の排ガスにも含まれているＮＯですが、内皮細胞が生み出すＮＯは血管の壁に刺激を与えて壁を広げる働きを持ち、血管の内腔《ないくう》を広くしてくれます。その結果として血圧が下がり、血管にかかる負荷が少なくなります。また、NOが血液中に放出されると、血液が固まりにくくなるため、血栓ができにくくなるのです。内皮細胞が元気でいれば、血管も健康と若さを保つことができるというわけです。

人体の外側を覆う皮膚が28日周期のターンオーバー（新陳代謝）で、新しい皮膚に入れ替わるように、内皮細胞も約１０００日かけて生まれ変わります。つまり、**現在の内皮細胞がボロボロの状態でも、根気よく血管ケアを続ければ再びフィルターの役割を果たせる**ようになり、内膜に入り込もうとするＬＤＬコレステロールをはじめとする悪玉物質をブロックするため、すでにできてしまったプラークを縮めたり、強さを取り戻した内皮細胞がプラークの破裂を防いでくれたりします。さらに、**血管自体もある程度の若さと健康を取り戻すことができる**のです。

そのためには、**❶血圧を上げる要素を減らす　❷内皮細胞を傷める要素を減らす　❸血流がよくなる環境を整える**　といった血管ケアが大切になります。

このうちの❶と❸は、減塩や低脂質の食事を心がけ、適度な運動によって肥満を解消・予防することで実現できます。❷を実現させるには、喫煙や過度の飲酒などを控え、ストレスがたまらないような生活を送りつつ、体内の老化を加速させる「活性酸

血管病の危険度の目安

	赤信号〜黄信号	黄信号にかなり近い青信号
血圧値	上が 140ミリ または 下が 90ミリ	上が 130 〜 139ミリ または 下が 85 〜 89ミリ
空腹時血糖値	126ミリグラム以上	110〜125ミリグラム以上
ヘモグロビンA1c	6.5%以上	5.6 〜 6.4%
LDLコレステロール値	140ミリグラム以上	120 〜 139ミリグラム以上

※各種検査項目の診断基準値を目安としている。
※ヘモグロビンＡ１ｃは国際標準値（NGSP）の検査値。

素」を減らすことを心がけましょう。

中でも大切なのが「適度な運動」。うっすら汗をかく程度の軽めの運動によって血流が促され、血液がスムーズに流れることで内皮細胞にもいい刺激が加わり、血管の細胞が活性化され、強くなります。

筋力が衰えがちな高齢者におすすめの運動は、ウォーキング、筋肉を伸ばして柔軟性を高めてくれるストレッチ、そして運動機能と血流を高めてくれる筋力トレーニングですが、この章では**強い血管作りに適した「血管若返り1分体操」**を紹介します。

なお、血管の老化度については、血圧をはじめ、LDLコレステロール値や血糖値といった健康診断の血液検査の数値からある程度推定できます。具体的には、上に示したような項目と数値が血管の老化を示す目安となるので、健康診断で赤〜黄信号の数値が出た場合は要注意です。

腕ふり足ふみ運動

1SET 1分

効果

足とともに腕も大きく動かすことで、筋肉を伸び縮みさせるだけでなく、全身の血流を促すことができる。

1 足を肩幅程度に開き、背すじを伸ばして立つ。両手は指先を伸ばして体につける。

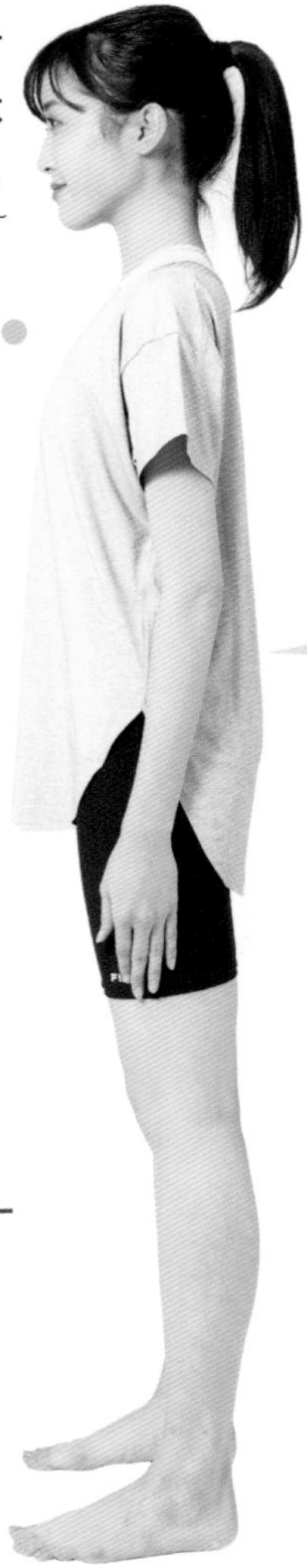

胸 背すじを伸ばすために胸を張りすぎないようにする。

腰 胸を張りすぎると腰が反るので注意をする。

注意

片足で立つとふらつく場合は、
手すりや椅子の背などに
つかまりながら
足を動かすようにする。

❷ 床と平行になるように、左腕と右足を同時に上げ、その姿勢を1秒維持する。

腕 上げられる高さまででいい。

足 できるだけ太ももが床と平行になるようにひざを曲げる。

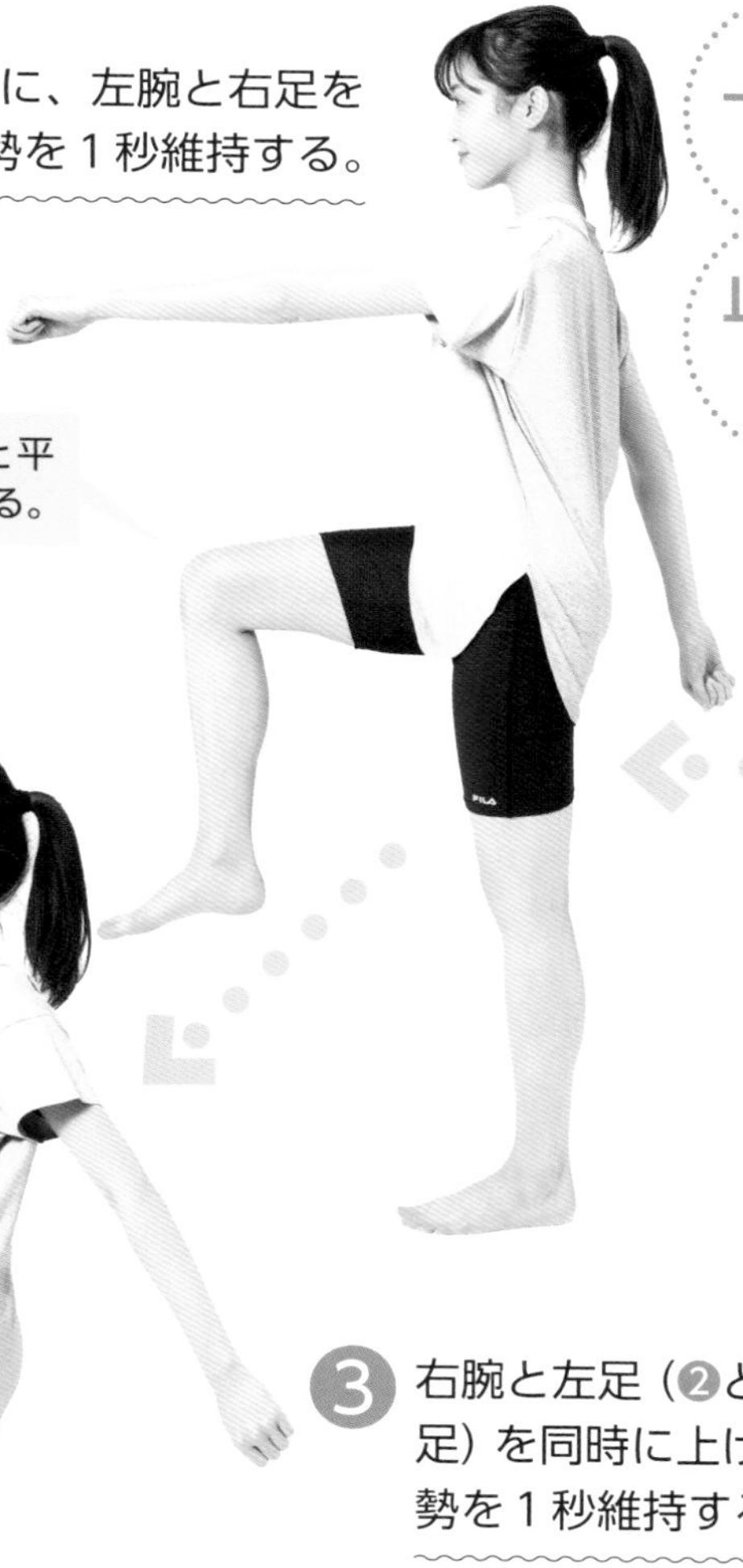

上げる 1秒

止める 1秒

腕 慣れてきたら動かすときに大きく振るようにする。

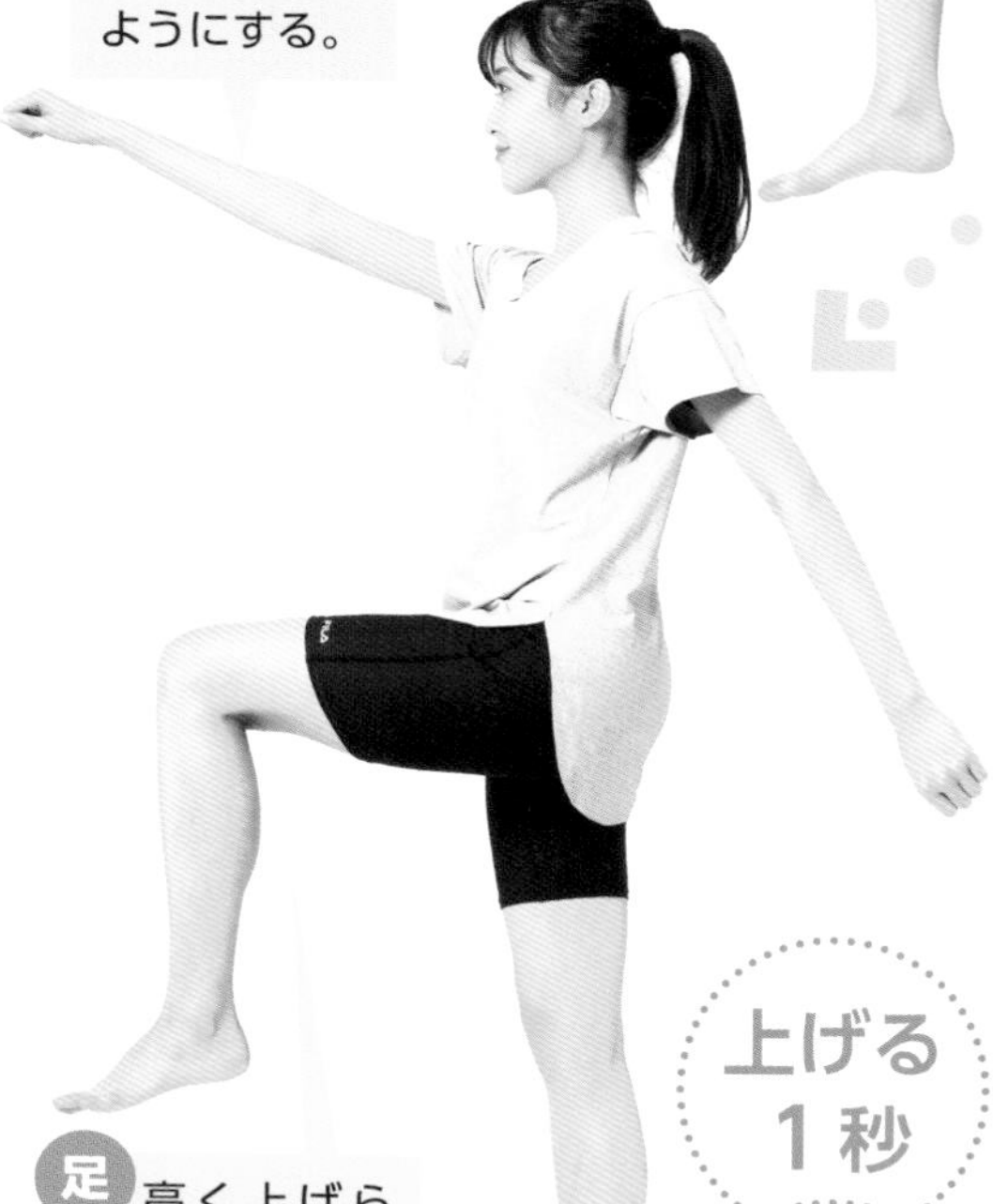

❸ 右腕と左足（❷と反対の手足）を同時に上げ、その姿勢を1秒維持する。

足 高く上げられたとしても、太ももが床と平行になる高さまででいい。

上げる 1秒

止める 1秒

❷〜❸を15回くり返して1セットで**1分**

2分ほど休んで次の運動に移る。

血管若返り1分体操

1SET 1分

簡単椅子スクワット

効果 **太ももの筋肉を鍛えることで、基礎代謝を上げるとともに、有酸素運動に必要な脚力を維持できる。**

1 両足を肩幅程度に開き、そのまま座れる位置に置いた椅子の前に、背すじを伸ばして立つ。

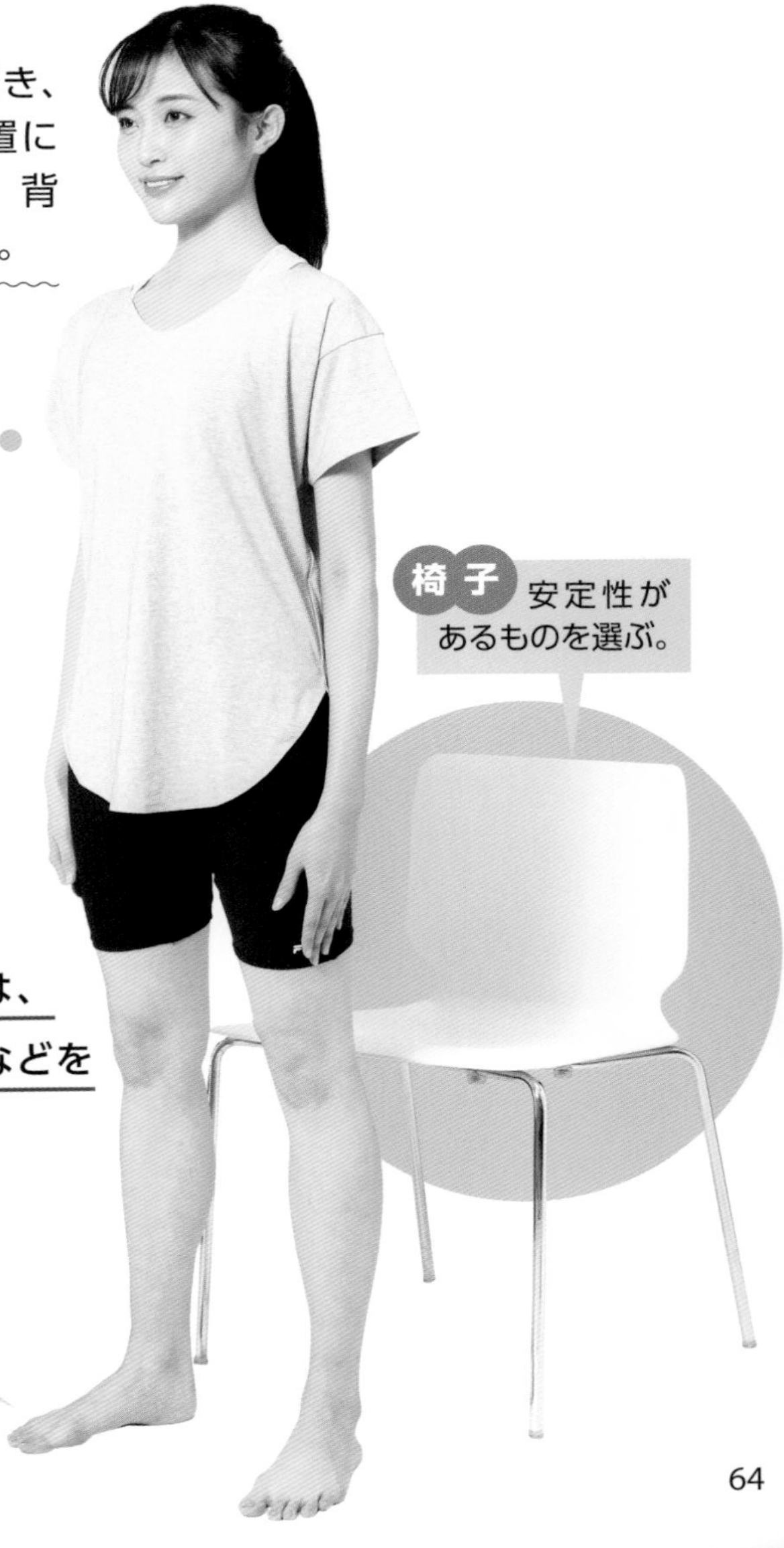

椅子 安定性があるものを選ぶ。

注意

バランスをくずして転倒する恐れがある場合は、手すり、机、別の椅子の背などをつかみながら行う。

爪先 やや外側に向けるようにする。

② 背すじを伸ばし、息を吐きながら２秒かけて腰をゆっくり落とす。

下げる２秒

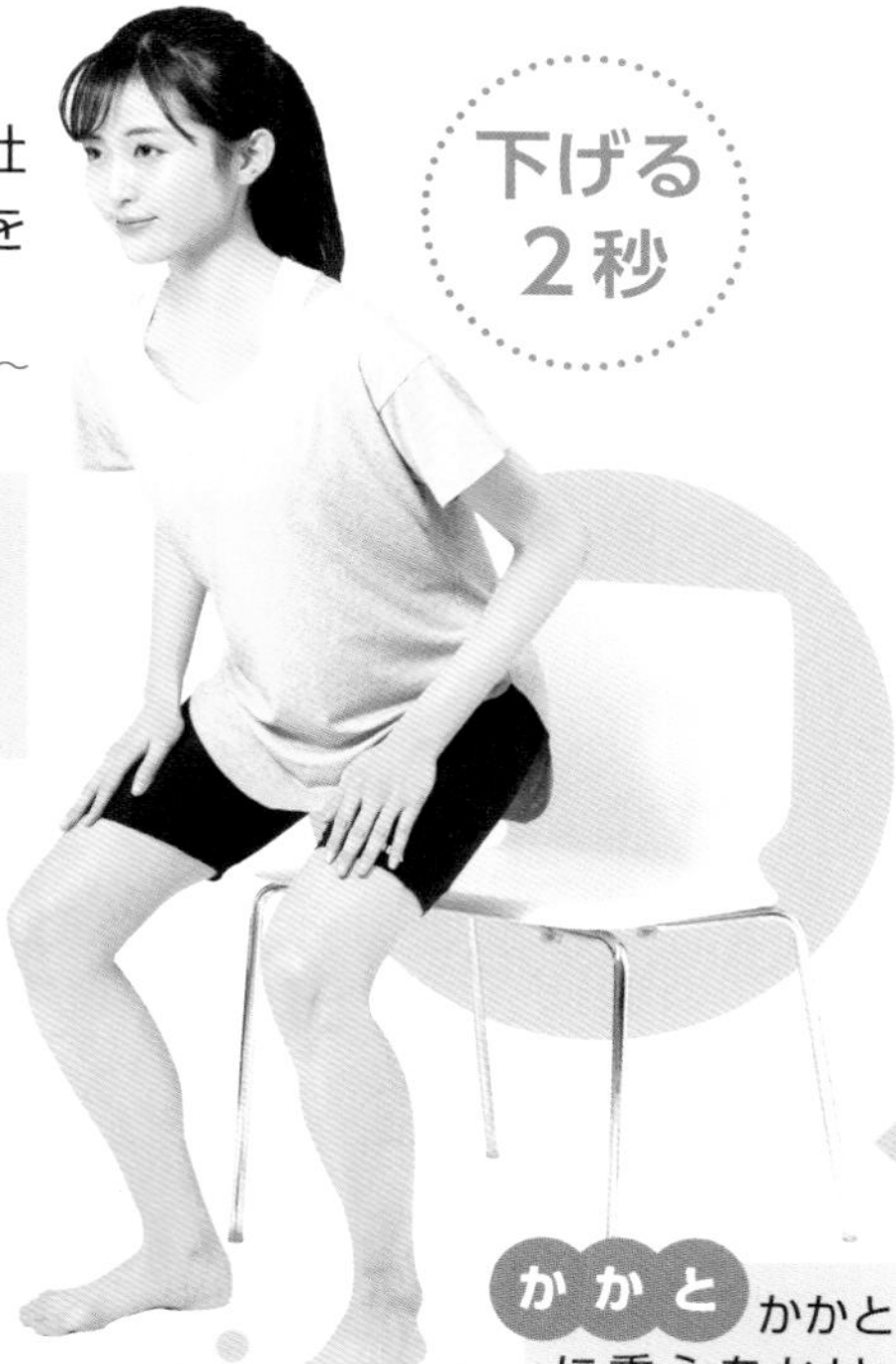

ひざ 曲げたひざが爪先より前に出ないように注意する。

かかと かかとに重心をかけ、椅子にお尻《しり》を置くようにする。

止める２秒

立つ２秒

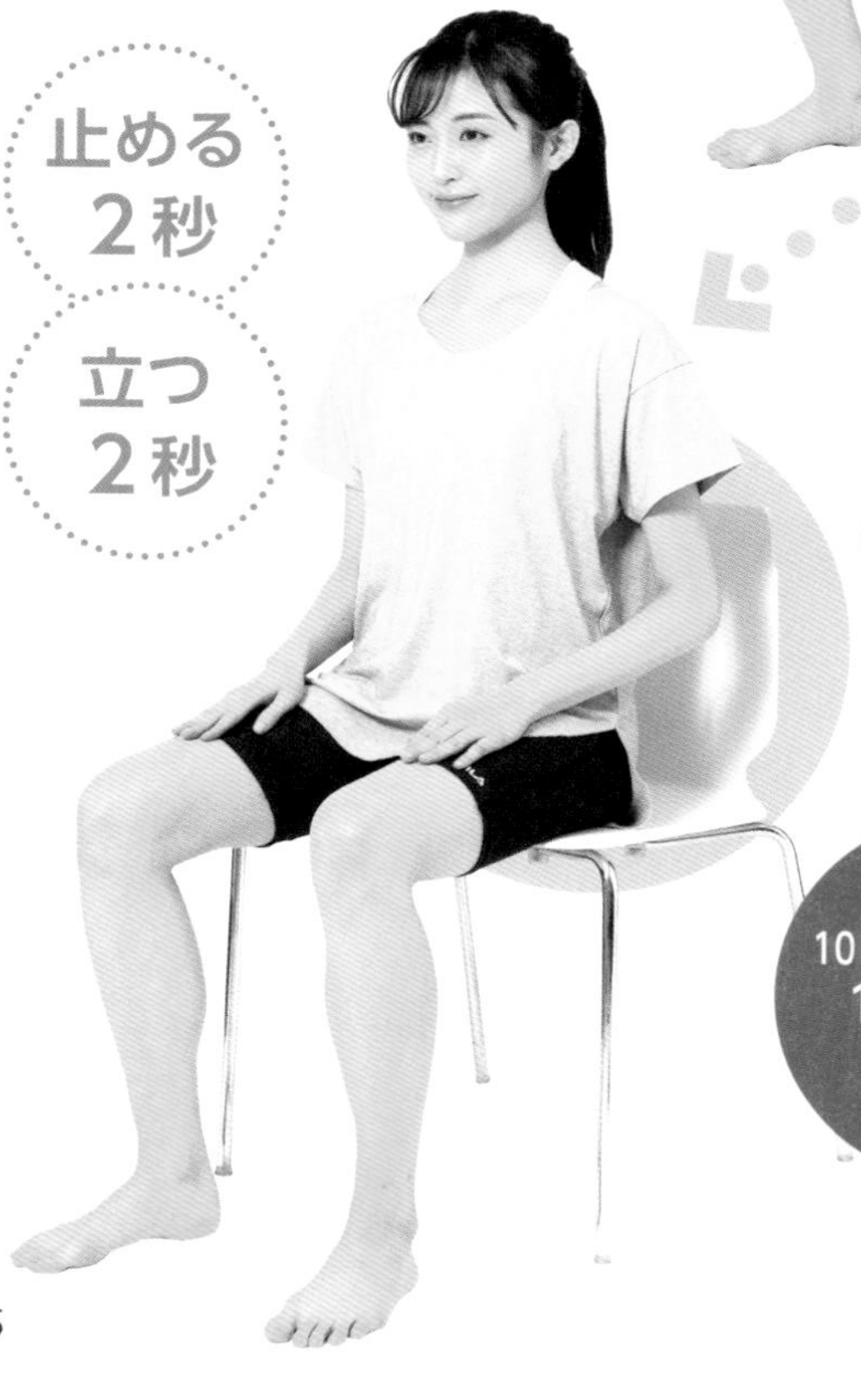

③ そのまま椅子に座った状態を２秒維持し、息を吸いながら２秒かけてゆっくり立ち上がる。

①〜③を10回くり返して1セットで**1分**

息が整うまで休んでから次の運動に移る。

足上げ1分運動

1SET 1分

効果　**腹筋と胴まわりの筋肉を鍛え、血流を促すことができる。足を上げるため太もも裏の筋肉も鍛えられる。**

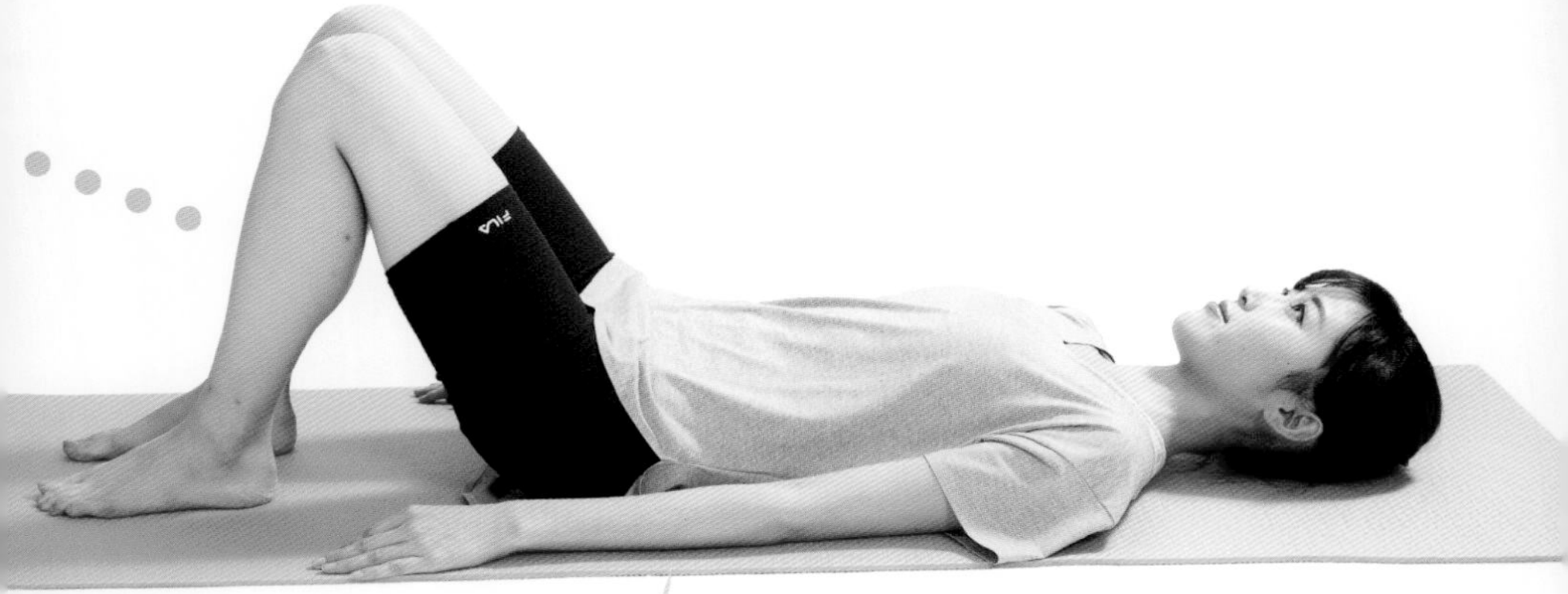

腰　床と腰のあたりに空間ができるが、体を床に押しつけて無理になくす必要はない。

1 あおむけに寝転がり、両足はひざを立てる。両手は軽く開いて床につける。

上げる
2秒

止める
2秒

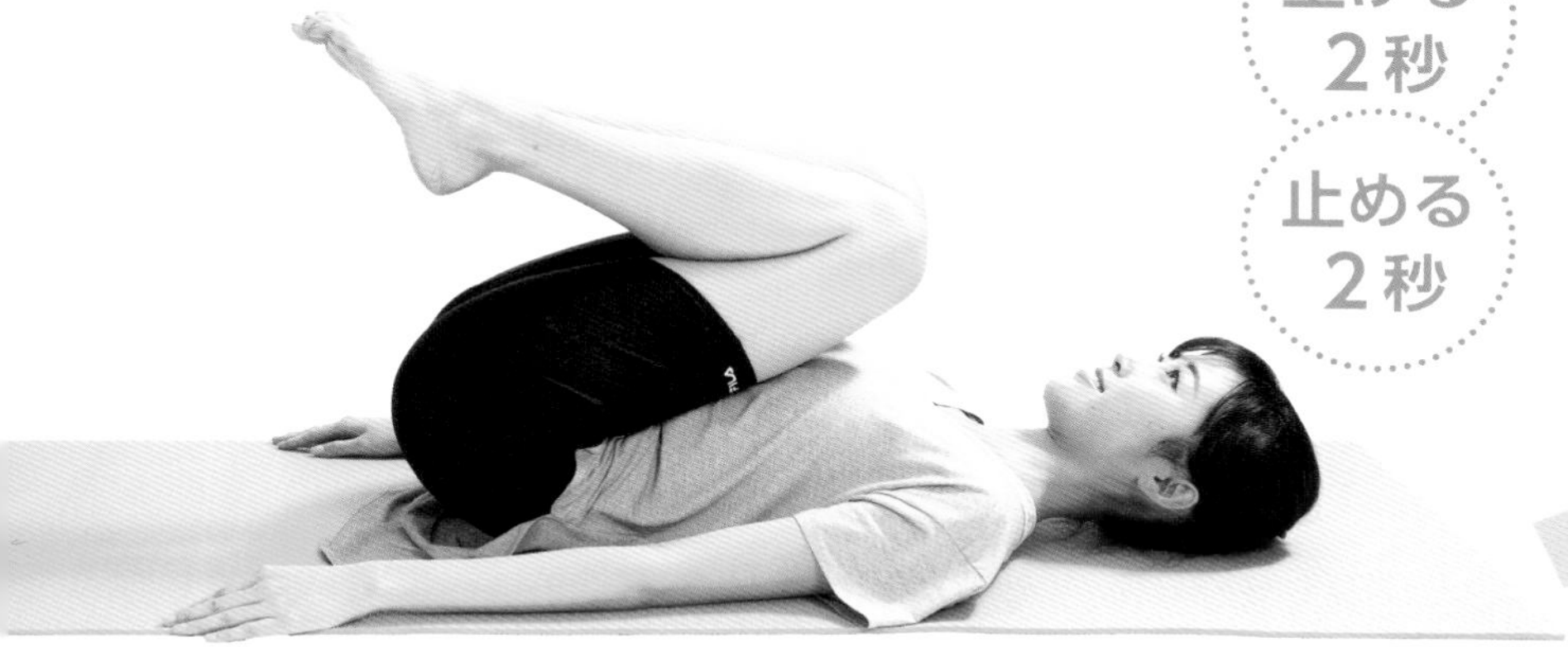

❷ おなかに力を入れながらゆっくり２秒かけて両足を胸に引き寄せ、その姿勢を２秒維持する。

戻す
2秒

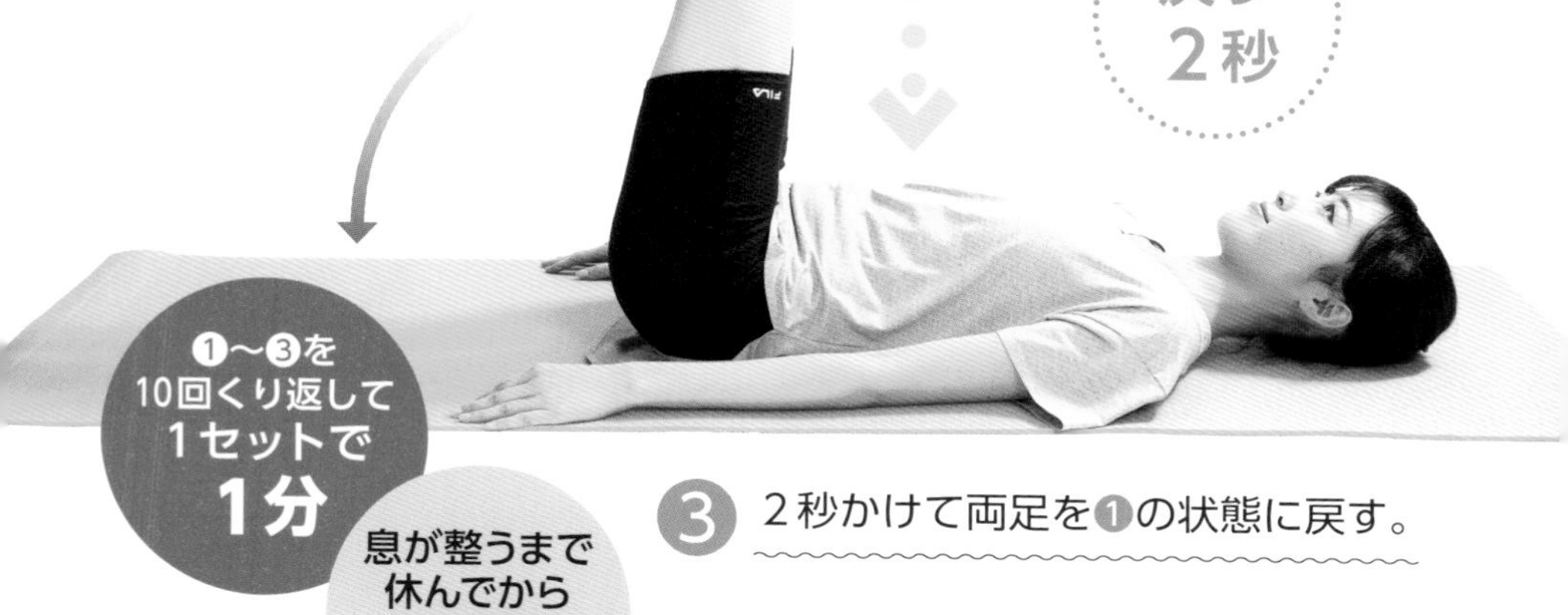

❶〜❸を
10回くり返して
1セットで
1分

❸ ２秒かけて両足を❶の状態に戻す。

息が整うまで
休んでから
次の運動に
移る。

備考

足を自力で上げられない場合

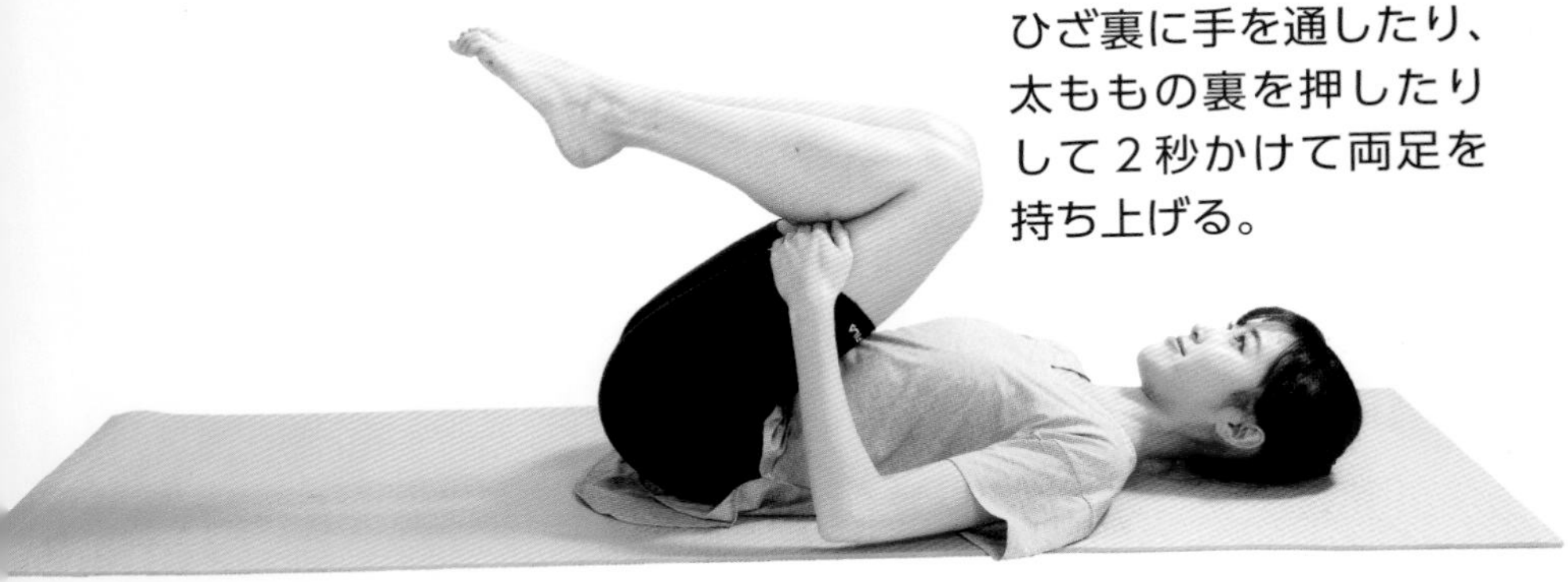

ひざ裏に手を通したり、太ももの裏を押したりして２秒かけて両足を持ち上げる。

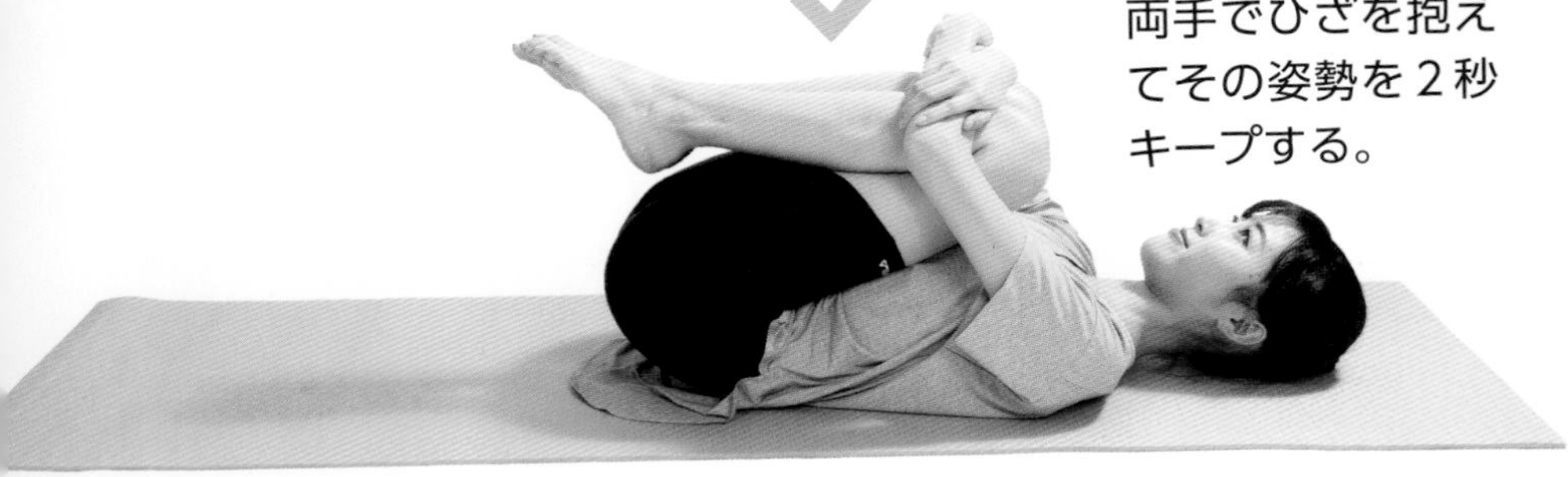

ひざ裏から抜いた両手でひざを抱えてその姿勢を２秒キープする。

注意

ただし、痛みを感じる場合は両足を胸につける必要はなく、上げられる高さまででいい。

備考

同時に両足を上げられない場合

1 あおむけになり、右足は伸ばしたまま、曲げた左足はおなかに力を入れながらゆっくり２秒かけて胸に引き寄せ、その姿勢を２秒維持する。

注意

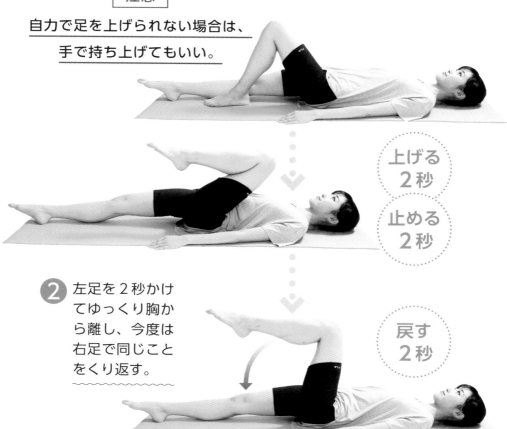

自力で足を上げられない場合は、手で持ち上げてもいい。

上げる２秒

止める２秒

2 左足を２秒かけてゆっくり胸から離し、今度は右足で同じことをくり返す。

戻す２秒

血管若返り1分体操

エア背泳ぎ

1SET 1分

効果 **全身の筋肉を動かして鍛えることになるので、全身の血流をよくすることができる。**

1 頭から足がまっすぐになるように、あおむけに寝転がる。

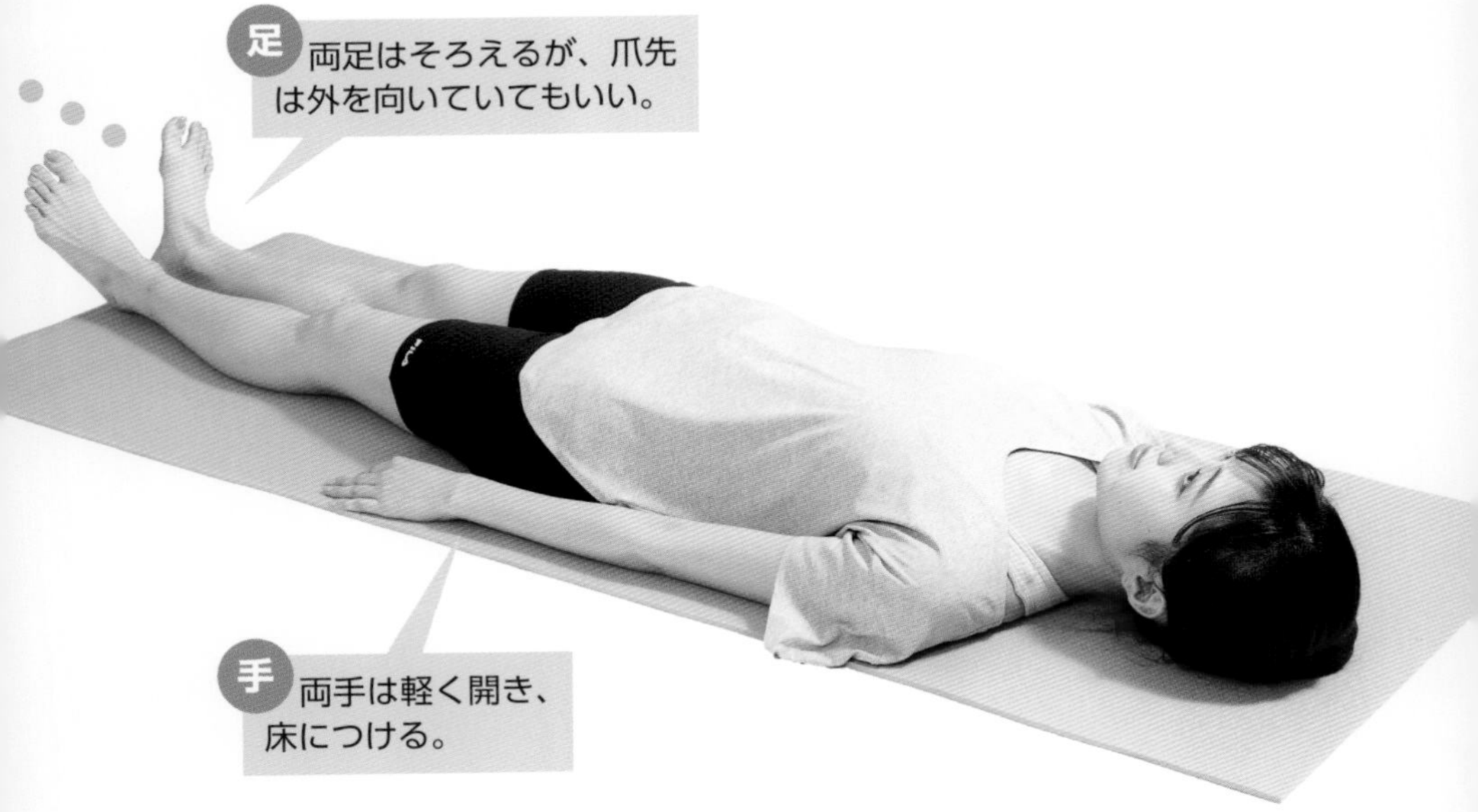
足 両足はそろえるが、爪先は外を向いていてもいい。
手 両手は軽く開き、床につける。

注意

4種類の血管若返り1分体操は、紹介した順番で行うのが理想的だが、時間がないときは好きな運動を1種類行うだけでもいい。

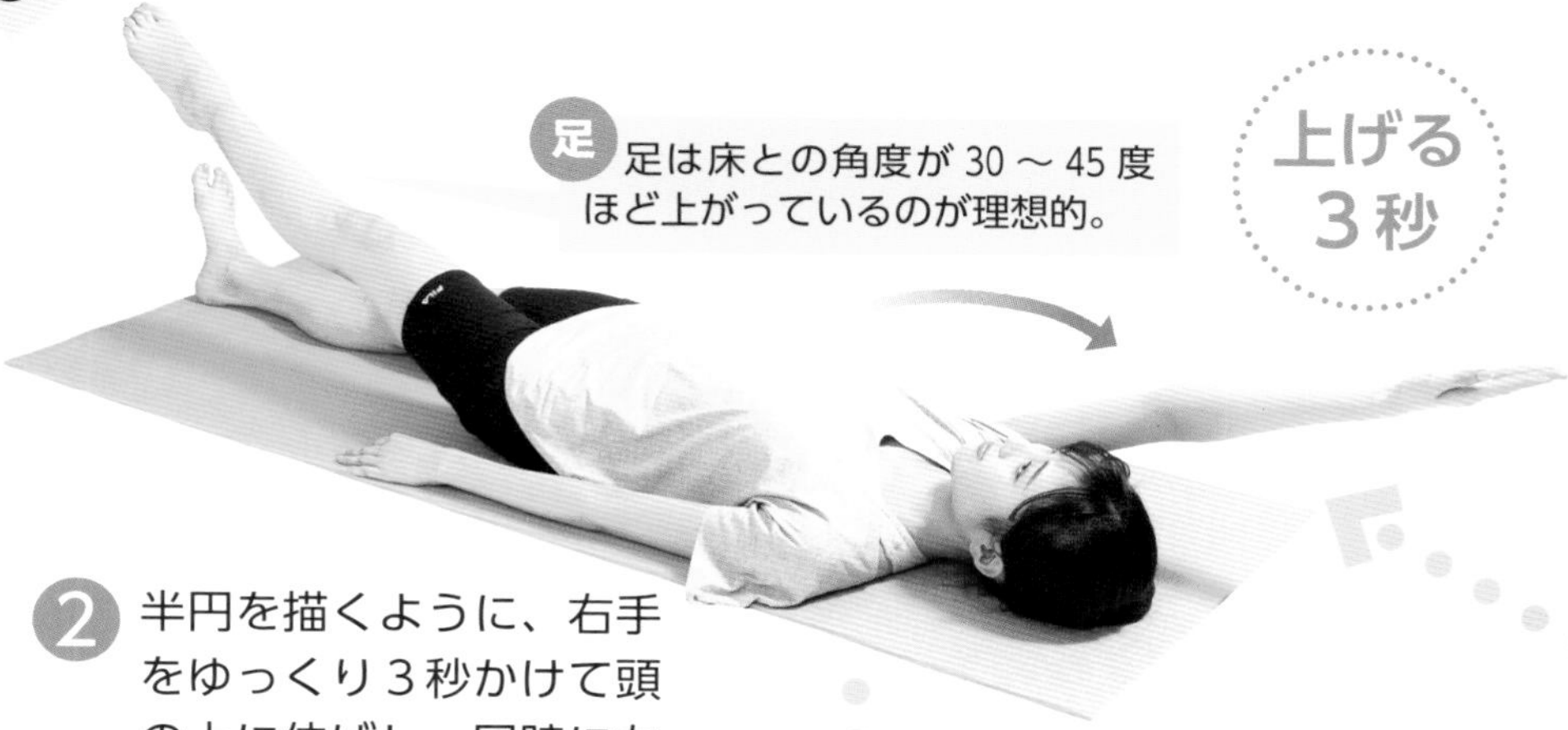
足
足は床との角度が 30 ～ 45 度ほど上がっているのが理想的。
上げる3秒

2 半円を描くように、右手をゆっくり３秒かけて頭の上に伸ばし、同時に左足も３秒かけて上げる。

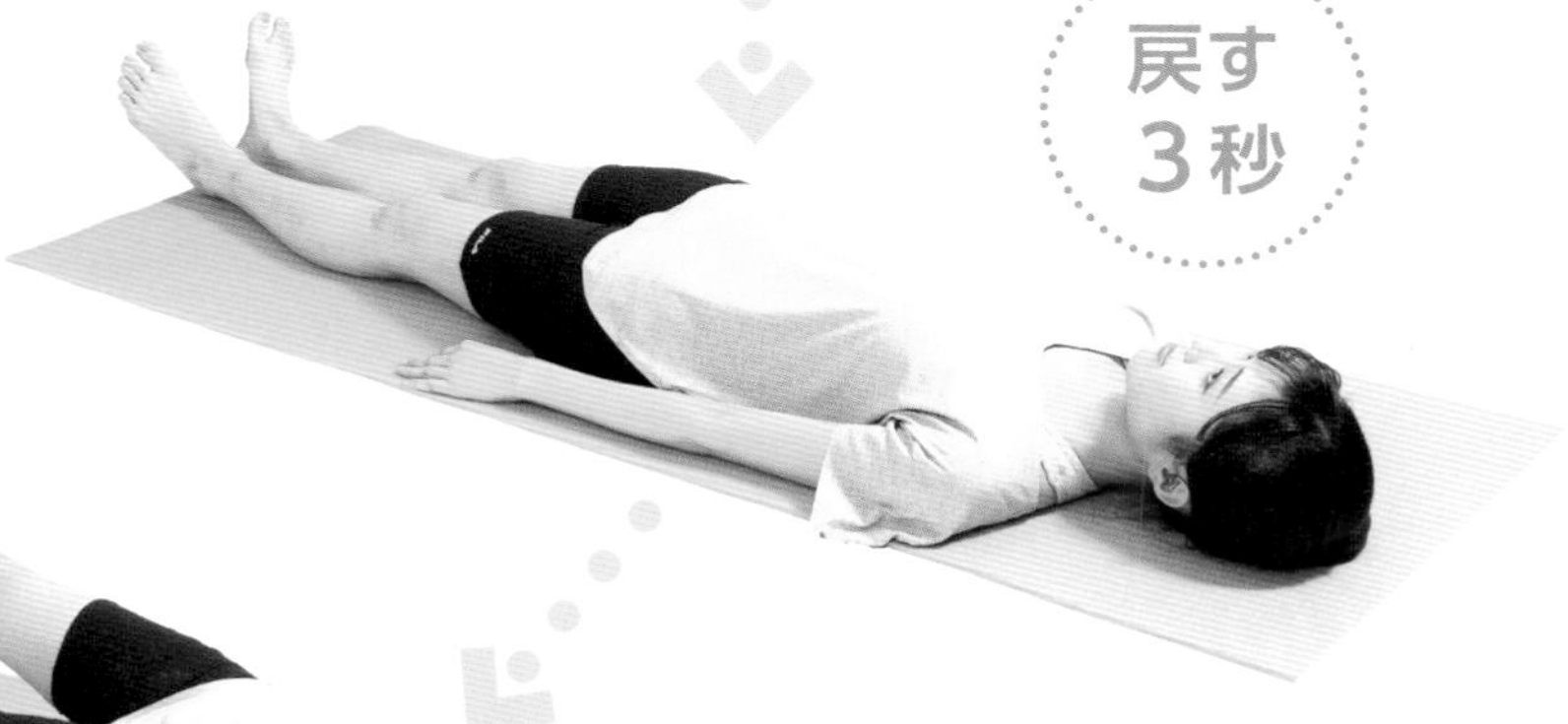
戻す3秒

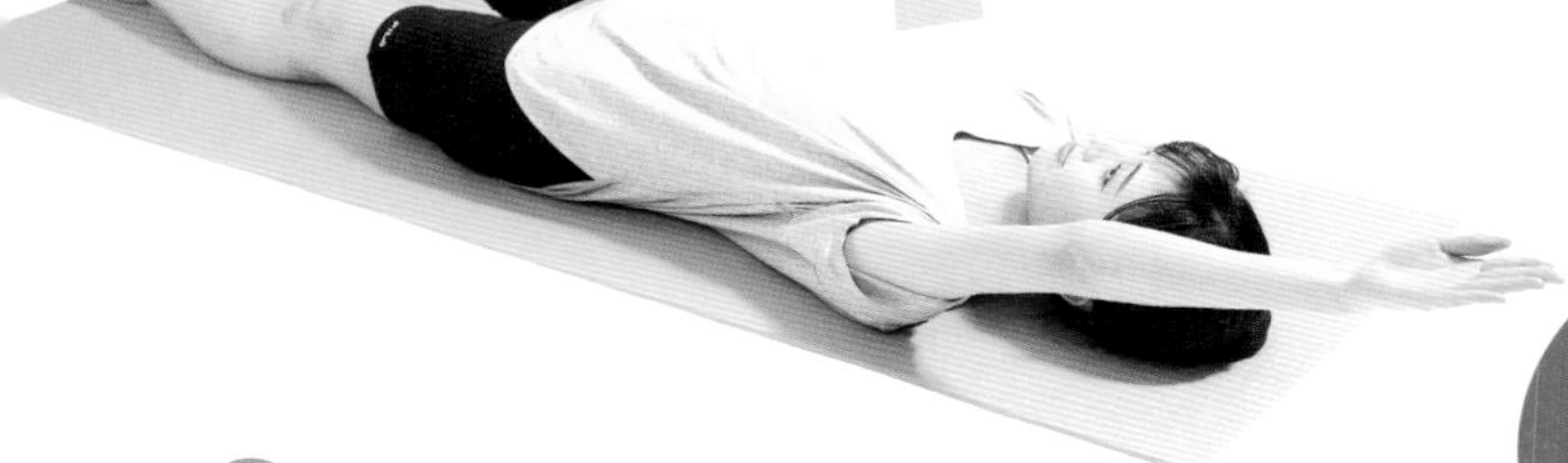

3 右手と左足をゆっくり３秒かけて❶の状態に戻す。今度は左手と右足で❷の動作をくり返す。

❷～❸を5回くり返して1セットで**1分**

体調に応じて2～3セット行う。

症例報告

4種の「血管若返り1分体操」で血圧が正常値へ、体重マイナス3キロ、血糖値も154ミリグラムから104ミリグラムに

伊藤《いとう》太一《たいち》さん（仮名・67歳）は、45歳のころから高血圧、糖尿病、脂質異常症に悩まされており、健康診断の心電図検査で左室肥大が確認されました。これは高血圧が原因で起きる症状の一つで、全身に血液をめぐらせる左心室の心筋が肥大していることを意味します。高血圧が続けば、心筋はますます肥大して左心室の壁が厚くなり、突然死のリスクが高くなります。そのため投薬治療を開始したものの、７剤服用下でも血圧は最高１４０ミリ、最低80ミリ、血糖値はヘモグロビンＡ１ｃ７・２〜９・０％と、血管病の危険度を示す検査値の目安（61ページ）からすれば、決して安心できる数値ではありませんでした。

そこで、定年退職を機に老後の健康を真剣に考えた伊藤さんは、食事は腹八分めとする、ビタミンや抗酸化物質が豊富な野菜を毎日摂取する、飲酒はほどほどにする、毎日45分間のウォーキングをするなど、生活習慣の改善に努めました。

しかし、雨の日の外出はめんどうですし、所用でウォーキングの時間を確保できない日もあります。そんな日には無理をせず、屋内でできる「血管若返り1分体操」をウォーキングの代わりに実施しました。

このような生活を半年続けた結果、**体重は約3キロ減少し、血圧も基準値をオーバーしていた最高血圧が144ミリから正常値の119ミリに、空腹時血糖値も154ミリグラムから104ミリグラムに低下し、高血圧や糖尿病の症状が改善しました。**

退職して時間の自由が利く伊藤さんとは異なり、現役で仕事をしている方には毎日ウォーキングのための時間を確保することは難しいかもしれませんが、通勤時と退勤時に20分ずつ歩くようにするなど、歩く機会を増やしつつ、不足を「血管若返り1分体操」で補うようにするといいでしょう。

伊藤さんの検査値の変化

	前	半年後
体重(キロ)	81.6	78.5
血圧(ミリ)	144／84	119／82
空腹時血糖値(ミリグラム)	154	104
ヘモグロビンA1c(%)	8.5	6.4
LDLコレステロール	121	108

泄《せつ》が難しくなります。その結果、便秘になってしまうと腸内環境が悪化するうえ、排泄のために強くいきむことで血圧が上がってしまうのです。

また、１食抜くことで空腹がひどくなると、次の食事で必要以上に食べてしまい、血糖値が急上昇して肥満のリスクが高くなり、血管の老化も進んでしまうので注意しましょう。

なお、睡眠中に胃の中の食べ物が消化しきれていないと、副交感神経の働きが悪くなり、睡眠の質が低下します。食べ物の消化には３時間ほどかかるため、眠る３時間前までに夕食をすませられない場合は、普段よりも夕食を控えめにする、消化しづらいものは食べないといったメリハリが大切になってきます。

消化にかかる時間

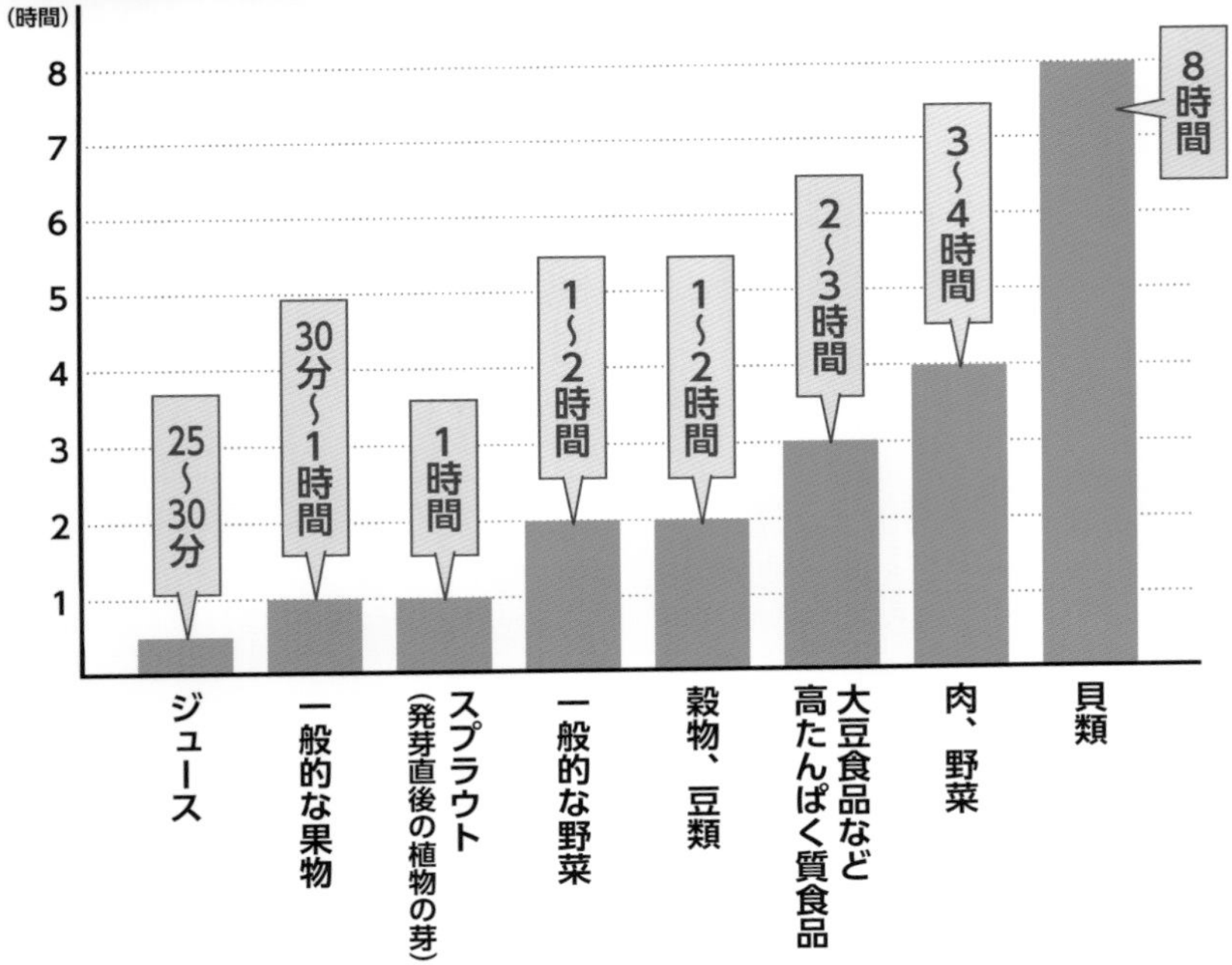

※笹生暁美『酵素でやせるローフードダイエット！』（アスペクト）を参考に作成。

COLUMN

Q 血圧の急上昇を避けるコツは?

A 私たちの日常生活には、血圧が急上昇するリスクが数多く潜んでいます。ここでは、代表的なものから意外なものまでを紹介します。

◆ ストレス

血圧の安定には自律神経の乱れが大敵となりますが、ストレスを感じると交感神経の働きが強くなり、血管が収縮して血圧が上がってしまいます。さらに、ストレスを受けたさいに副腎から分泌《ぶんぴつ》される「カテコールアミン」というホルモンには血液を凝固させる働きがあり、血栓《けっせん》ができやすくなってしまいます。そのため、できるだけストレスをためない、たまったときのために自分に合った解消法を見つけておくことなどが大切になってきます。

◆ 温度差

寒さは血圧を上げる要因で、特に冬季の入浴は、暖房が効いた部屋から室温の低い脱衣所や浴室で裸になったり、お湯につかって温めた体を急激に冷やしたりすることで、脳卒中や心筋梗塞《こうそく》のリスクが高まります。そのため、冬は脱衣所と浴室の室温をなるべく温かくし、浴室から出たらできるだけ早く衣類を身につけて温度差を感じないようにする必要があります。

また、一般の住居では暖房が設置されていないことが多いトイレも、リビングとの温度差が高い傾向があります。冷えた便座に腰かけたり、大便をするときにいきんだりすることで血圧が上がってしまうので要注意です。

見落としがちな温度差としては水道水があります。冬はどうしても水温が下がり、それを冷たいと感じることで血圧が上がってしまいます。そのため、顔や手を洗うときはぬるめのお湯を使ったり、お米をとぐときは素手ではなく泡立て器などの道具を使ったりする工夫が大切です。

◆ 不規則な食事

高血圧にかぎらず、規則正しい生活の一環として、朝食、昼食、夕食の1日3食を、できるだけ同じ時間にとることが理想とされています。これは、自律神経の働きを左右する体内時計の保持にもつながるからです。

特に、朝食を抜いてしまうと腸の蠕動《ぜんどう》運動が起きにくくなり、大便の排《はい》

COLUMN

Q 有酸素運動と無酸素運動って何?

A 「有酸素運動」とは、比較的弱い負荷を筋肉にかけながら、息が切れない程度に続けることができる運動のことです。呼吸によって体内に入れた酸素とともに、食事で摂取した糖質や脂質、さらに体脂肪を消費してくれるため、ダイエット効果が高い運動といえます。

一方の「無酸素運動」とは、強い負荷を瞬間的に筋肉にかける運動や、息が切れるほどの激しい運動のことで、筋肉の中にある糖質の一種・グリコーゲンを消費して酸素をエネルギー源にしないことが名前の由来になっています。有酸素運動とは異なり、筋力アップや基礎代謝の向上に効果が高い運動といえます。

無酸素運動は血圧が上昇しやすい運動でもあるので、強い血管を作り、なおかつ高血圧、脂質異常症、高血糖を予防・改善するためには有酸素運動のほうが適しています。

ただし、有酸素運動といえども「つらい」と感じるほど続けてしまうと、かえって血管のフィルターの役割を果たす内皮細胞の働きが低下するため、汗ばむ程度の運動量に留める必要があります。

また、有酸素運動を継続するためには筋肉が大切になってきますが、その材料となるたんぱく質を意識して摂取することも必要になります。たんぱく質＝肉や魚というイメージが強いですが、肉は脂質も高めなので、豆腐や納豆など植物性たんぱく質が豊富な大豆食品をうまく取り入れるようにしましょう。

代表的な有酸素運動
ウォーキング
スロージョギング
水泳(軽め)
サイクリング(軽め)

代表的な無酸素運動
水泳(激しめ)
短距離走
ランニング
筋力トレーニング(ベンチプレスなど)

第4章

最新エビデンスで発見！
高血圧対策の救世主・NOを増やす
「血管拡張1分体操」

監修
市原 淳弘
東京女子医科大学教授

参考文献：『食べ方、座り方、眠り方で下がる！ 血圧リセット術』市原淳弘（世界文化社）

高血圧対策の〝救世主〟!?
血液循環をよくする血管拡張ガス「NO」を増やせ!

近年、血管の〝救世主〟として注目されている「NO《エヌオー》」という物質をご存じでしょうか? 前章でもふれたように、**NOとは「一酸化窒素《ちっそ》」のこと。体内で血管を拡張してくれるガスとして、血圧を下げる重要な役割を担っている**のです。NOの効用については、その研究成果がノーベル賞を受賞したことからも証明されています。

NOは体内のあらゆる場所で作られ、私たちの体が正常に機能するよう、さまざまな作用を及ぼしています。その働きには、大きく分けて以下の5つの役割があります。

❶血管を拡張する

血流が速くなると、血管のいちばん内側の膜にある内皮細胞に「ずり応力」(ずりずりと血液が流れる力)と呼ばれる刺激が加わり、NOが作られます。**NOが血管の中膜《ちゅうまく》の平滑筋《へいかつ》という筋肉に働きかけて緊張をゆるめることで、硬くクセのついた**

血管が広がり、血流がスムーズになり、血圧が下がります。

②血圧・血流を調整する

「血栓《けっせん》」の形成において大きな役割を担う「血小板《けっしょうばん》」と呼ばれる細胞の凝集《ぎょうしゅう》を抑えることによって、血流をよくし、血圧をコントロールします。

③情報を伝達する

中枢神経系では、脳から体へ、体から脳へと神経細胞間の情報伝達を促します。

④炎症を抑制する

体に炎症が起こると、NOを作る酵素が働き、炎症を抑え、重症化を防ぎます。

⑤免疫力を高める

病原体と闘う「マクロファージ」と呼ばれる細胞でNOは作られ、免疫力をアップすることで病原菌やウイルスを死滅させます。

このように、NOは私たちの体の未来を左右する大切な物質です。**特に血管においては、より多くのNOを生み出すことで動脈硬化を防ぎ、血圧を低下させ、脳梗塞《こうそく》や心筋梗塞といった命にかかわる病気を予防することができる**のです。

NOの量は血管の老化に伴い40代で半減！「血管拡張1分体操」でNOを増やせば血圧は下がる

硬くなった血管を拡張して柔軟にし、血圧を下げる機能を持つ血管拡張ガス「N《エヌ》O《オー》」ですが、血管が老いていくにしたがってその量も減少していきます。

血圧が正常な20代のNO産生量を100%と仮定しましょう。その後、血管に対してなんのケアもせずに放置しておけば、30代から動脈のまわりに脂肪がつきはじめ、血管が少しずつ狭くなり、しだいにドロドロとした脂肪のカスがたまり、血流は悪化の一途をたどります。そして、40代を迎えるころには、NOの量が20代のときの半分の50%にまで減ってしまうのです。さらに60代になると35%にまで下がり、こうなると動脈硬化は深刻化し、血圧が上がり、脳梗塞《こうそく》や心筋梗塞などの病気の一歩手間——という状態となってしまいます。

そうならないためには、運動や呼吸法、普段の姿勢、食事のとり方など、みずからの生活習慣を見直し、NOの産生量を増やしつづけていくしかありません。逆にいえば、

年齢による血管内のNO産生力の変化

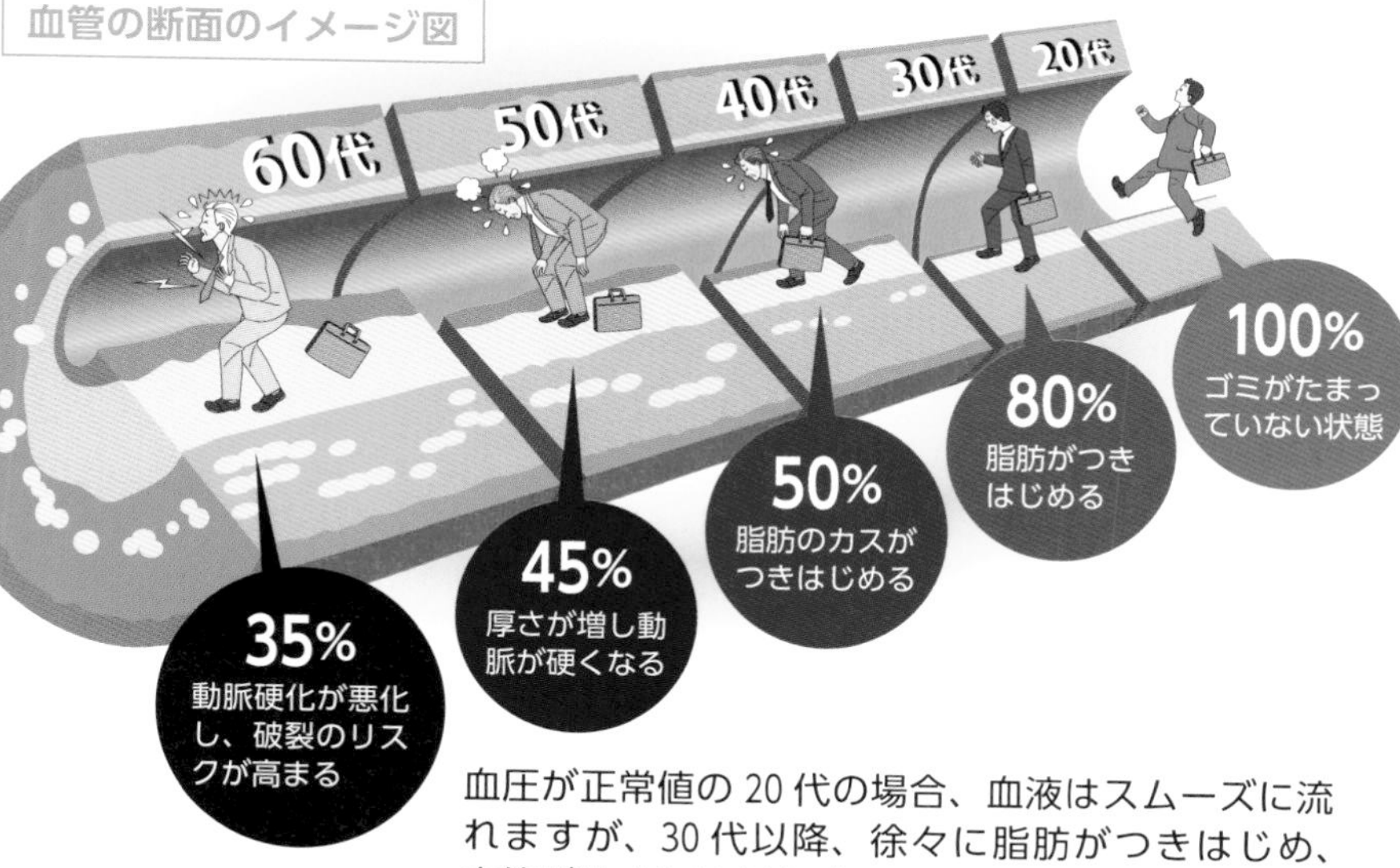

血圧が正常値の20代の場合、血液はスムーズに流れますが、30代以降、徐々に脂肪がつきはじめ、血管が狭くなり血流が悪化。NOの量も減少し、40代で20代の半分にまで下がるといわれています。

血流をよくすることを心がけて生活すれば、たとえ中高年になっても、NOの量はいくらでも増やすことができるのです。

ここからは、毎日の暮らしの中で行える血圧リセット術を紹介していきます。まずは血流をよくし、NOの産出を促進するための**血管拡張1分体操**。そして、血管に負荷をかける**塩分を外に出すための食事**。この2つのポイントから、血圧をリセットしていきます。

大事なのは、コツをつかんで生活の中で習慣化してしまうこと。毎日すべてを行う必要はありません。できることから少しずつ継続していくことで、血圧を下げていきましょう。

NOの産生量が最も多いのはなんとひざ。ひざのストレッチなら全身の血管が広がり、上も下も血圧が正常化

血圧を効率よく下げるためには、何から始めたらいいのか。

血圧の高さをコントロールするには、柔軟に伸び縮みする血管を保っておく必要があり、そのためには血液を動かすことがとても重要になります。そこで、血液を動かすために、誰もがすぐに取り組める方法としておすすめなのが「**関節ストレッチ**」です。

成人した人間の体には約２０６個の骨があり、その骨と骨とをつないでいるのが関節。あご、肩、ひじ、手首、また、ひざ、足首、指など、関節は全部で68個あります。これらの関節を曲げたり伸ばしたり、回したりすると血流がよくなり、血管が拡張することでＮＯ《エヌオー》が産生され、血圧を正常にしてくれるのです。

その中でも、最も効果があるとされているのが、ひざ関節のストレッチです。ひざ関節は、人体で最も大きな関節であり、立つ、歩く、座るといった日常生活でとても

1分ストレッチ後の血流量から見るNO産生力の比較

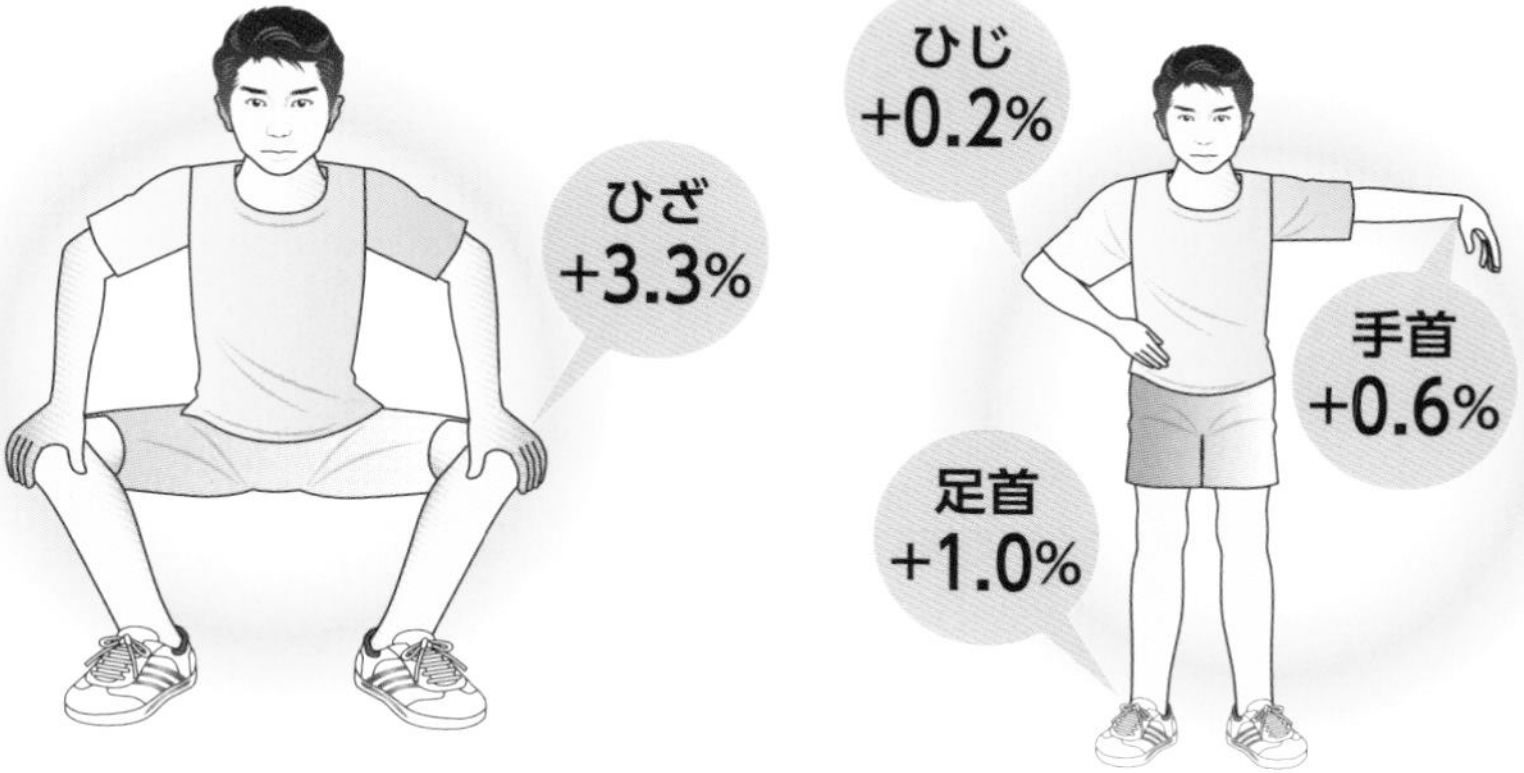

全身のストレッチを1分間行った後、ひざ、ひじ、手首、足首の血流量を計測した実験では、筋肉が集まるひざのNO産生力が最も高いという結果が出ています。

重要な役割を持っています。

関節のまわりにはたくさんの筋肉が集まっていますが、中でも筋肉量の多いひざは、ストレッチをした分だけ、より筋肉を動かすことができます。1分間ストレッチを行った後の関節まわりの血流量を調べた実験では、手首、足首、ひじをストレッチした場合と比較して、ひざのNO産生量がいちばん多かったという結果が報告されているのです。

また、歩行時で体重の4倍、階段の上り下りでは体重の5倍の力がかかるといわれるひざ関節の筋肉を動かすことは、中高年に起こりやすい変形性ひざ関節症などによるひざ痛の予防や軽減にもつながります。ひざが痛いと、動くことがおっくうになってしまいますよね。ひざ関節のストレッチで血流をよくするとともに、ひざ痛の予防・軽減に努めましょう。

1分ひざストレッチ

1SET 1分

効果 ひざの筋肉を動かすことで、血流をよくし、NO《エヌオー》を産出。
血圧を下げるとともにひざ痛の予防にもなる。

座って行うストレッチ

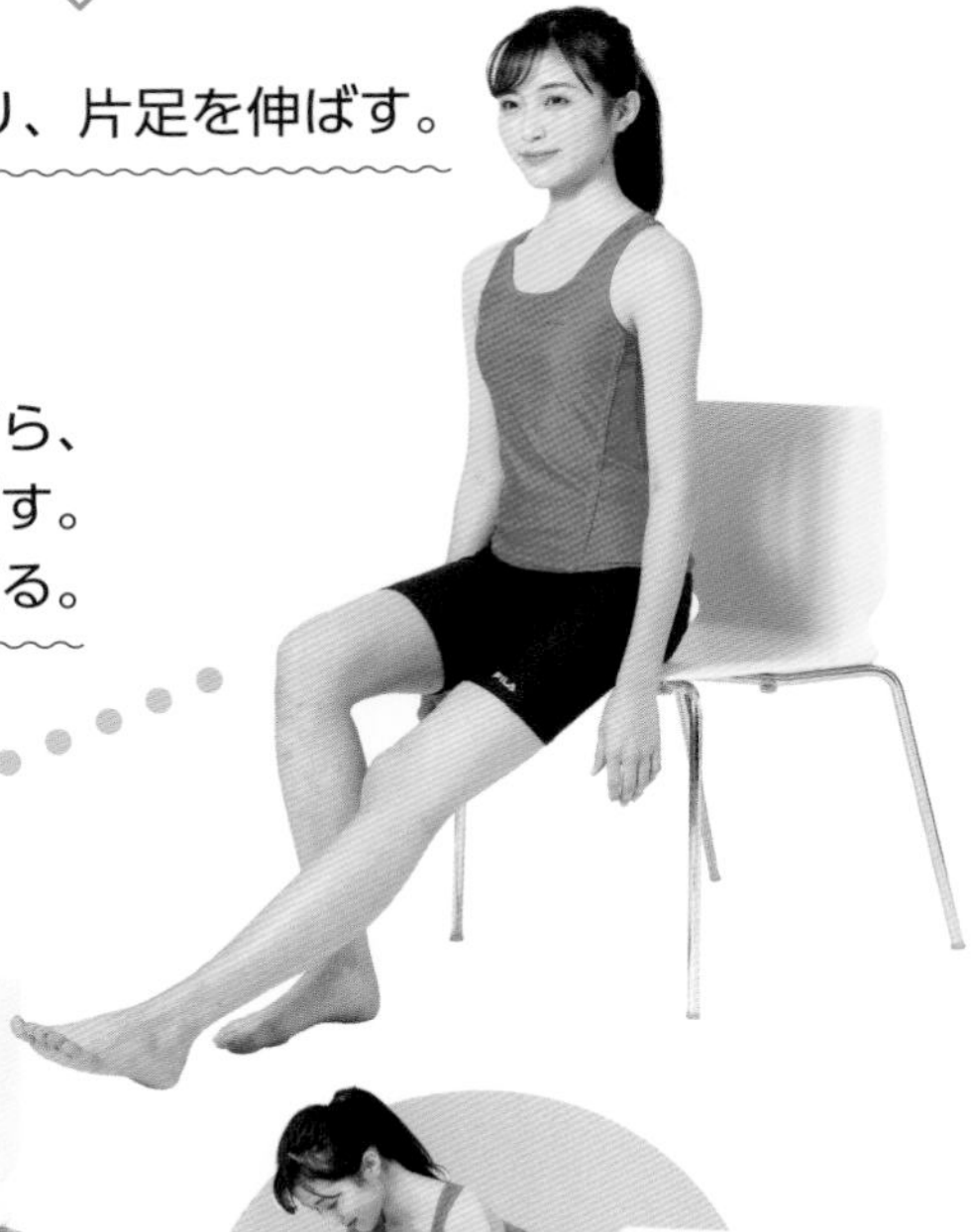

1 椅子に浅く座り、片足を伸ばす。

2 両手でひざを押さえながら、ゆっくりとひざ裏を伸ばす。20秒静止。1の姿勢に戻る。

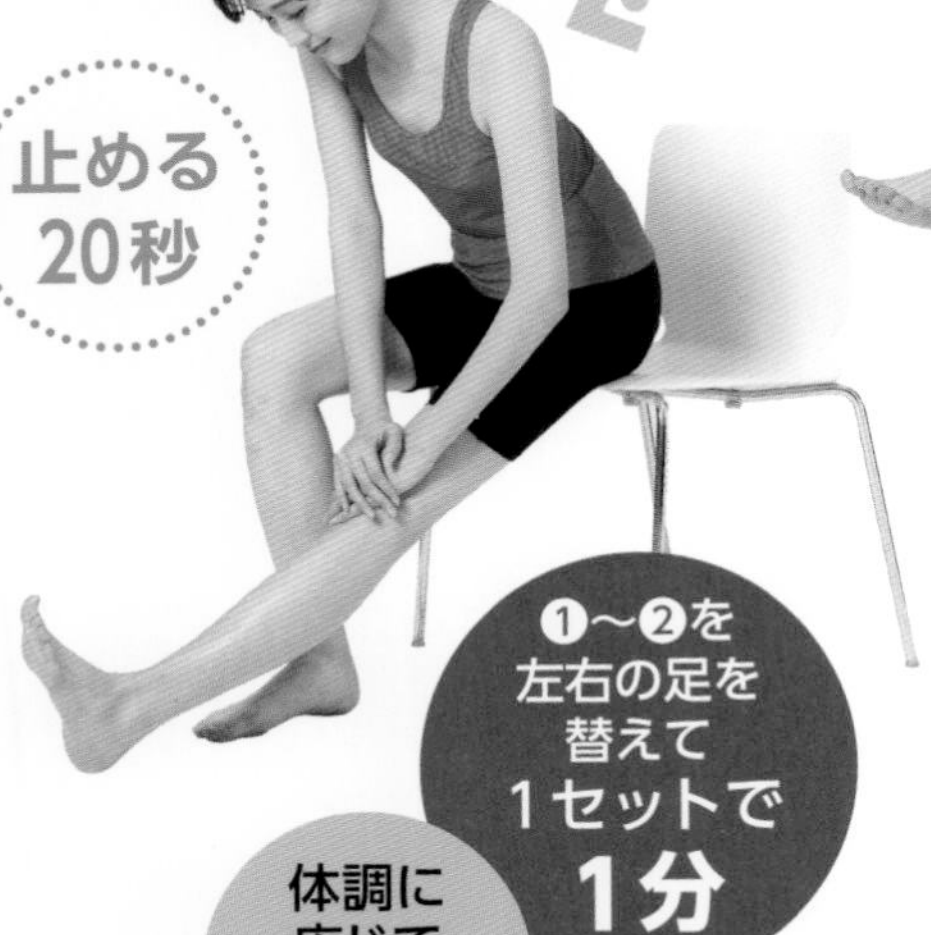

止める20秒

1～2を左右の足を替えて1セットで**1分**

体調に応じて2～3セット行う。

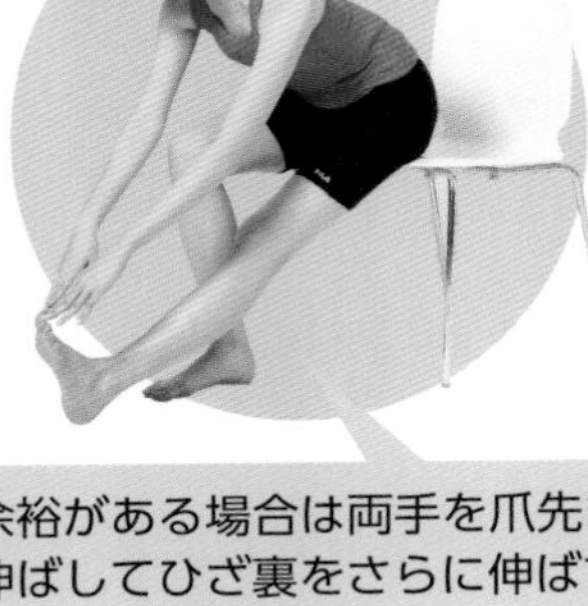

余裕がある場合は両手を爪先まで伸ばしてひざ裏をさらに伸ばす。

立って行うひざのストレッチ

❶ 壁を前にして姿勢よく立つ。

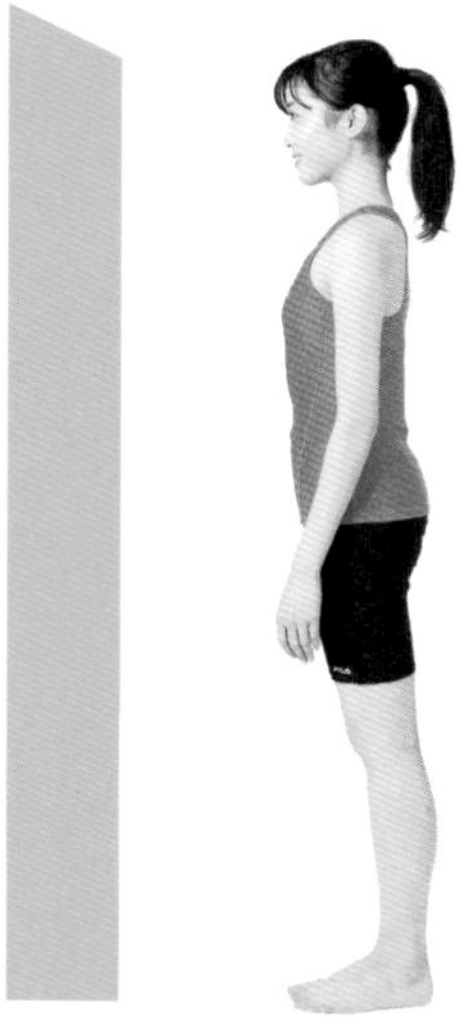

❷ 足を前後に広げ、両手を前方に伸ばして壁にふれる。

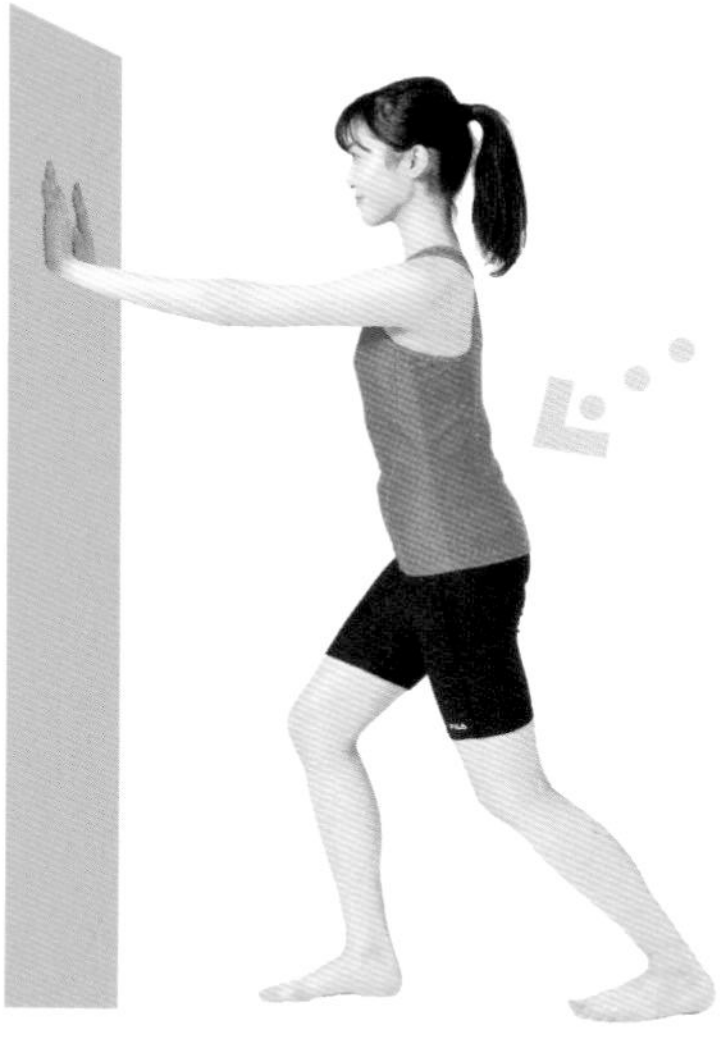

止める
20秒

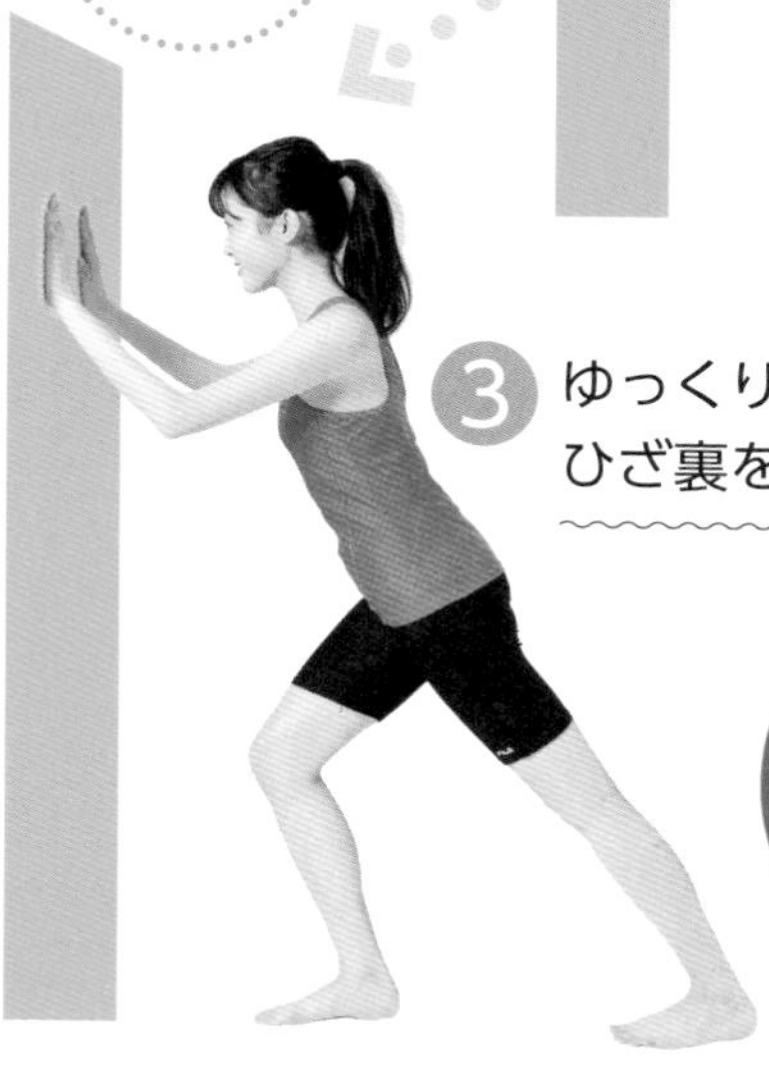

❸ ゆっくり息を吐きながら腕を曲げて壁を押し、ひざ裏を伸ばす。20 秒静止。❶の姿勢に戻る。

❶～❸を
左右の足を
替えて
1セットで
1分

体調に
応じて
2～3セット
行う。

肩、首のこりをもみほぐせばNO増加！
血圧調節中枢が正常に働き血圧の上昇を抑制

「ストレートネック」あるいは「スマホ首」という言葉を聞いたことがあるでしょうか？　パソコンやスマートフォンの急激な普及、デスクワークの増加などにより、人間が長時間にわたって前傾姿勢を続けるようになった結果、**本来であればゆるやかなカーブを描いているはずの頸椎《けいつい》という首の骨が、まっすぐになってしまった状態**を指す言葉です。８割以上の日本人がその予備群だともいわれ、現代病の一種としてテレビなどのメディアでもたびたび取り上げられています。

人間の骨格というものは、不自然な首の形を守ることで、首や肩の筋肉に疲れがたまり、それによって肩こりや首こりなどの症状が起こります。また、**蓄積された疲労物質は血管を押しつぶし、血液の循環を悪くします**。首のつけ根にある延髄《えんずい》には、血圧を調節してくれる中枢があるのですが、**肩こりなどによってネックラインが硬くなれば、血圧調節中枢への血流が悪くなり、血圧の上昇にもつながってしまいます**。

ストレートネックと正常な頸椎の比較

ストレートネック　　　　正常な頸椎

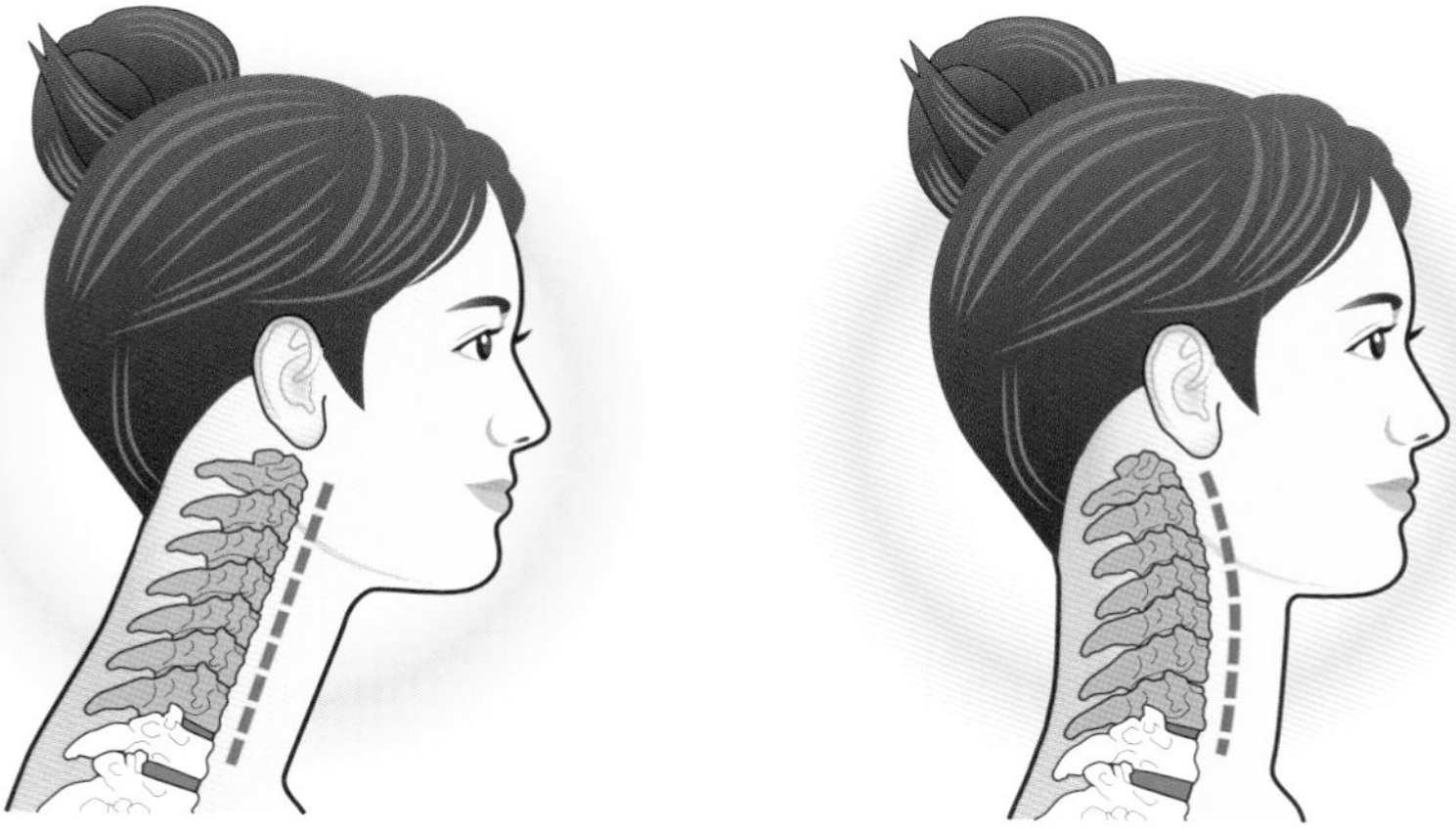

「ストレートネック」とは、前傾姿勢を長く続けたことにより、首の頸椎が本来持っていたゆるやかな曲線がまっすぐになってしまった状態のこと。長時間のスマートフォン操作が要因で生じやすいことから「スマホ首」とも呼ばれています。

肩こりや首の痛みの悩みを日常的に抱えていたら、それは血圧上昇の危険信号かもしれません。首が前に傾いた姿勢を続けていることに気づいたら、パソコンやスマホを操作する手をいったん休め、その場で肩と首のストレッチを行いましょう。

まずは、背中で両手を組み、両肩を後ろに引き、息を吐きながら腕を下げ、10秒間静止します。

次に首を左右交互にゆっくりと回し、前後にそれぞれ10秒伸ばします。この組み合わせを定期的に行うことで、血圧調節中枢をほぐしましょう。

なお、ぬるめのお湯（38～40℃）で半身浴をしながら行うとより効果的です。

1分肩・首のストレッチ

1SET 1分

効果 肩・首に蓄積されたこりをほぐし、血圧調整中枢への血液循環を促すことで、高血圧予防になる。

肩のストレッチ

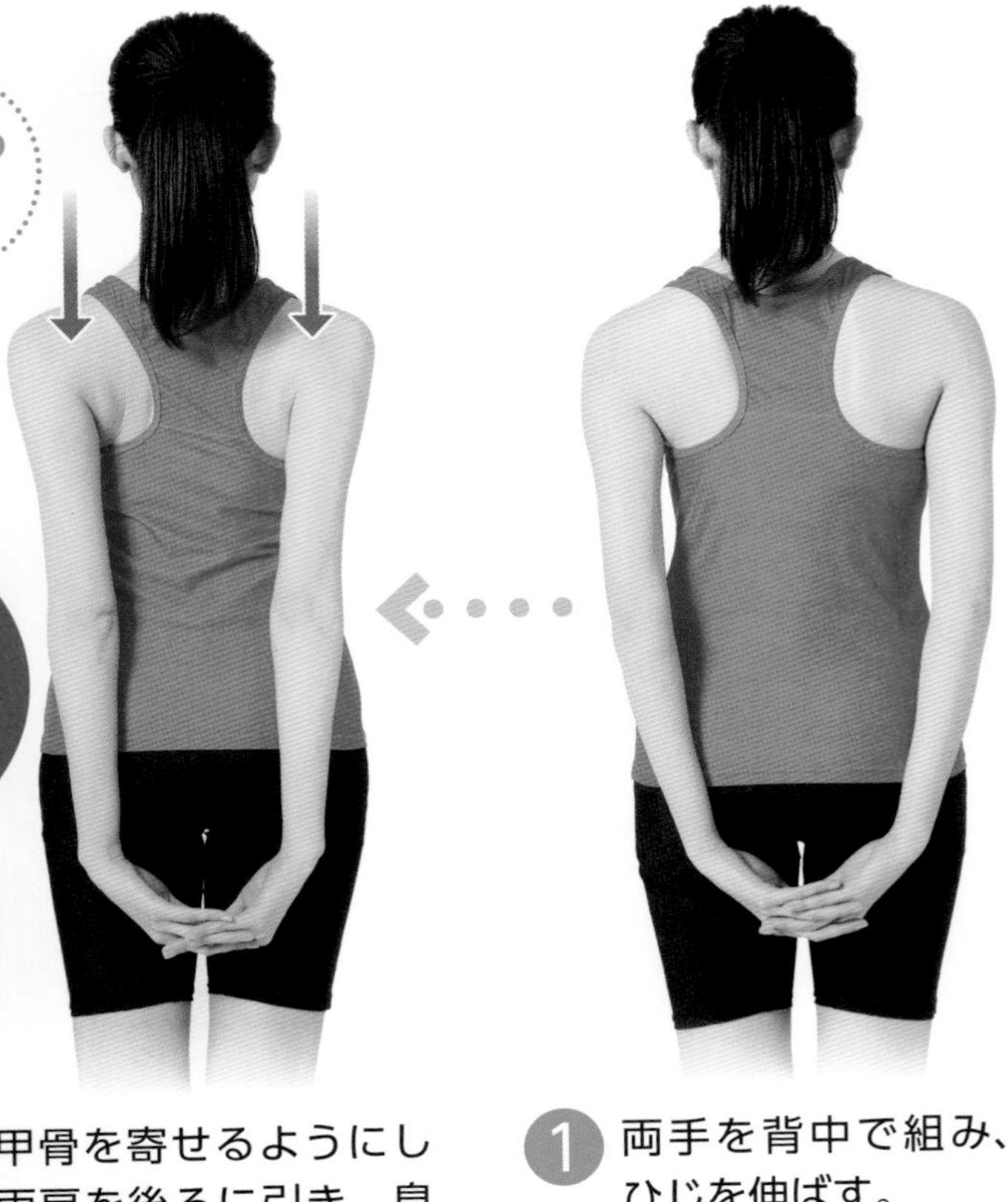

止める10秒

❶〜❷を5回行って1セットで**1分**

体調に応じて2〜3セット行う。

❶ 両手を背中で組み、ひじを伸ばす。

❷ 肩甲骨を寄せるようにして両肩を後ろに引き、息を吐きながら腕を下げる。10 秒静止。

首のストレッチ

❶ 首をゆっくりと右に回し、もとの位置に戻ったら、次は左に回す。左右交互に5回ずつ回す。

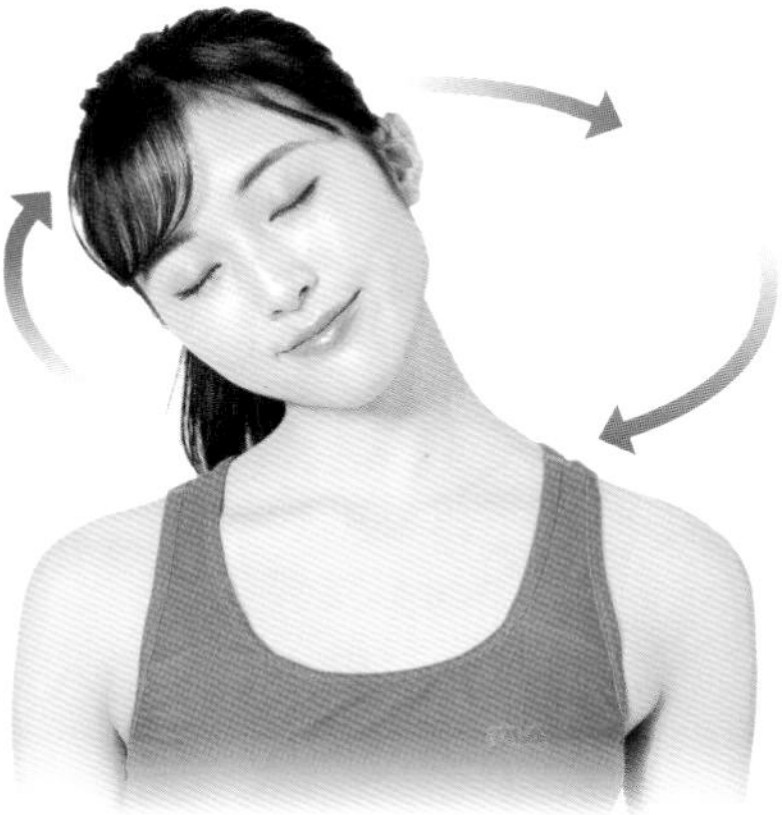

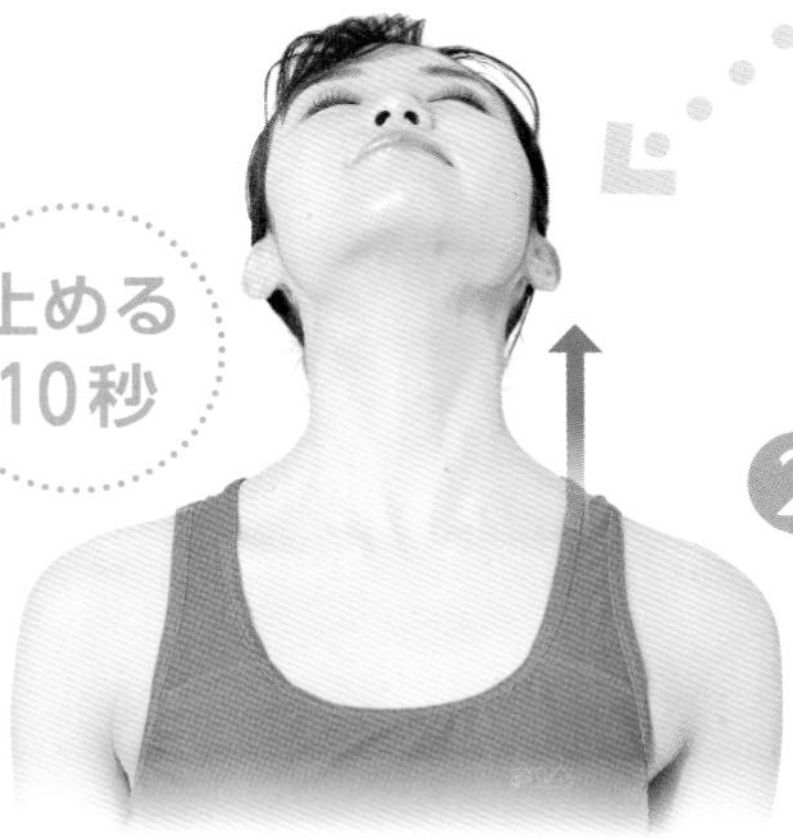

止める
10秒

❷ あごを上げ、首の前側を伸ばす。
10 秒静止。

❸ あごを下げて、首の後ろ側を伸ばす。
10 秒静止。

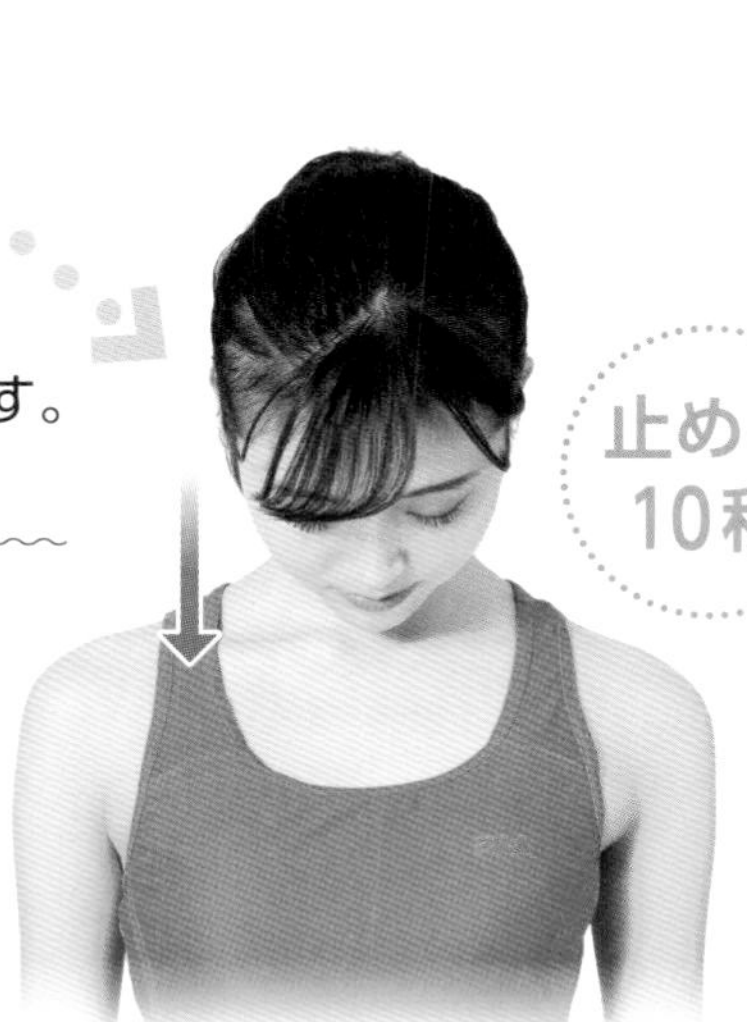

止める
10秒

❶〜❸を行って1セットで**1分**

体調に応じて2〜3セット行う。

血管の圧迫と解放の刺激でNOを増やし血管を広げる「正座」は、弱った血管を鍛え直すすごい降圧運動

現代は、洋式の椅子での生活が一般化したため、日常の中で正座をする場面が減ってしまいました。たまに正座をしてみると、足の裏が徐々にピリピリしてくる感覚を懐かしく思い出すのではないでしょうか。正座を続けていたために足がしびれ、その場からスッと立ち上がることができなくなってしまい、冷や汗をかいた……なんていう経験を多くの方が持っていると思います。そのつらさから、正座に苦手意識を抱く人も多いでしょう。確かに、**長時間の正座は血流を悪くしてしまうのですが、短い時間であれば、正座が血圧を効率的に下げる方法**となることはあまり知られていません。そのときに大事になるのが「しびれ」という現象です。

両ひざを折り曲げ、かかとにお尻《しり》を乗せ、背すじをピンと伸ばした状態で行う正座は、1～3分もすると前述の通り足がしびれてきますが、これは体重の重さによって神経が圧迫されているために起こる現象で、血管もこのとき、同じように押さえつけ

られています。つまり、**しびれとは、「血流が悪い状態になっています」というサイン**なのです。

このサインを受け取り、**正座の姿勢をくずすと、曲がっていた股《こ》関節が伸びることで、圧迫されていた足の動脈が開かれ、一気に血液が流れだします。そして、この血流の速度が血管内皮細胞を刺激して、NO《エヌオー》産生を促進**するのです。

また、折りたたまれていたひざ関節が伸びることで、体中に効率よく血液をめぐらせることができ、さらにNOを増やすことができます。83ページで述べたように、関節の中でも、特にひざ関節を動かすと、動脈の流れが通りやすくなるのです。

実際に行ううえでの注意点は、ずっと正座をしつづけないこと。まずは正座を1分間続け、足がピリピリとしびれを感じてきたら、ゆっくり立ち上がります。そこで必ず30秒足踏みをするのがポイント。この1分正座と足踏みの組み合わせを1セットとし、続けて3セット行いましょう。

このように正座は、場所を取らず、ちょっとした時間でできるので、自宅で簡単に取り組める血圧リセット術としておすすめです。弱った血管を鍛えて、血圧を下げましょう。なお、ひざの悪い人は、無理に行わないようにしてください。

1分正座

1SET 2.5分

効果 一時的に足の動脈を圧迫し、解放することで、血液の流れを一気に促進し、NO《エヌオー》を産出。高血圧予防になる。

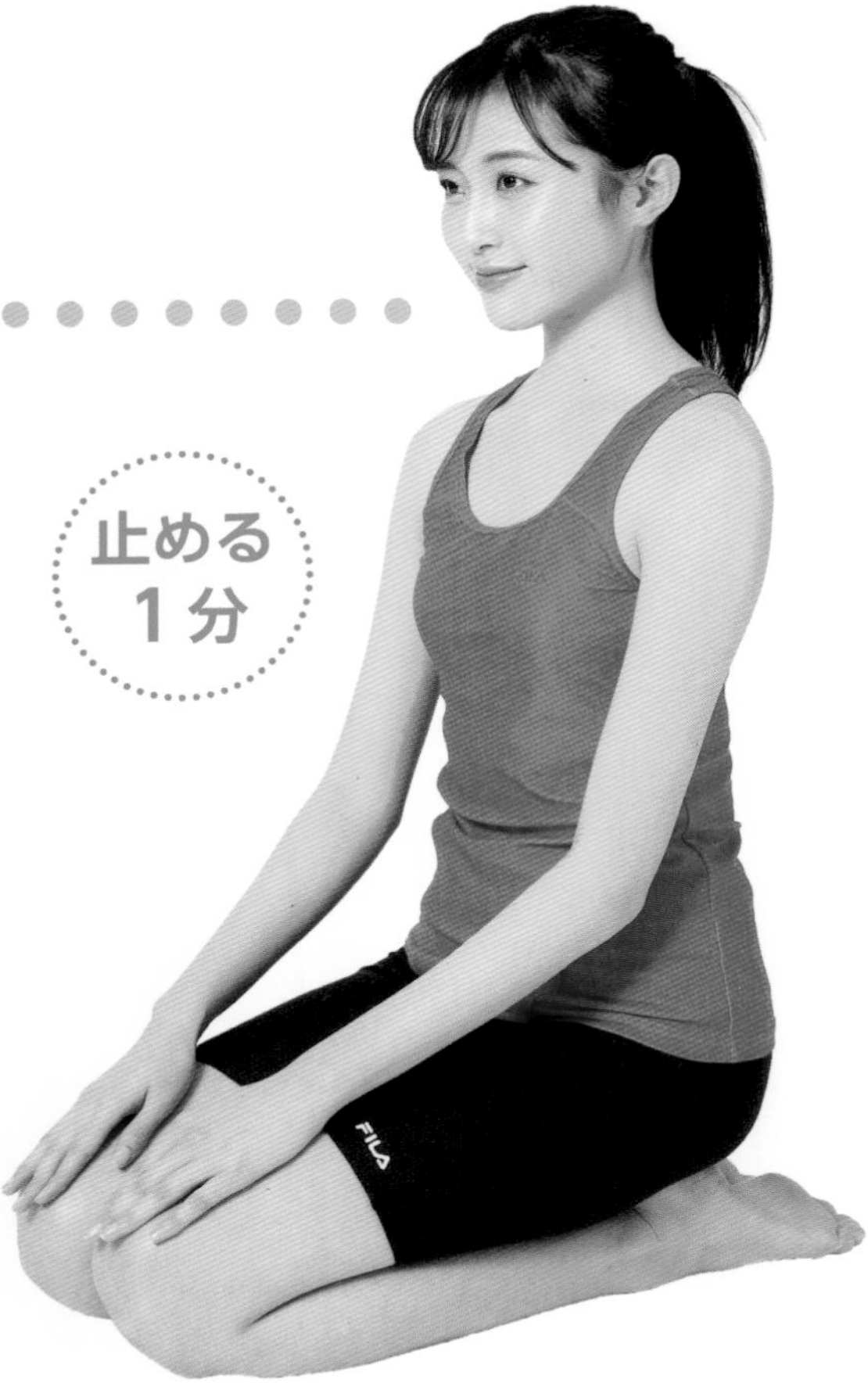

1 ひざを折りたたみ、かかとにお尻《しり》を乗せて正座をする。1分静止。

❷ ゆっくり立ち上がり、その場で30秒足踏みをする。

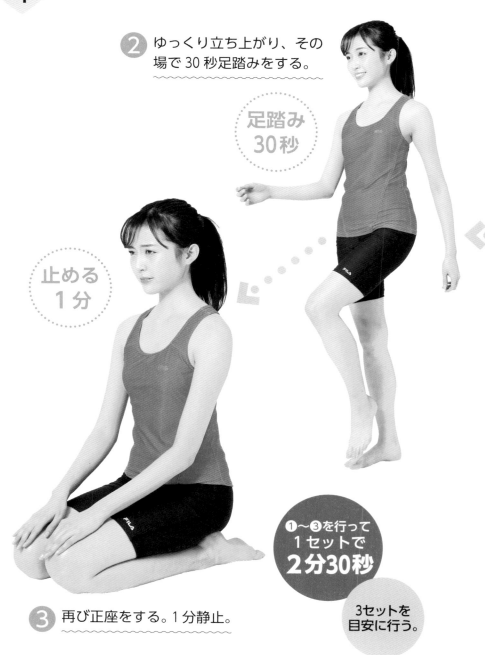

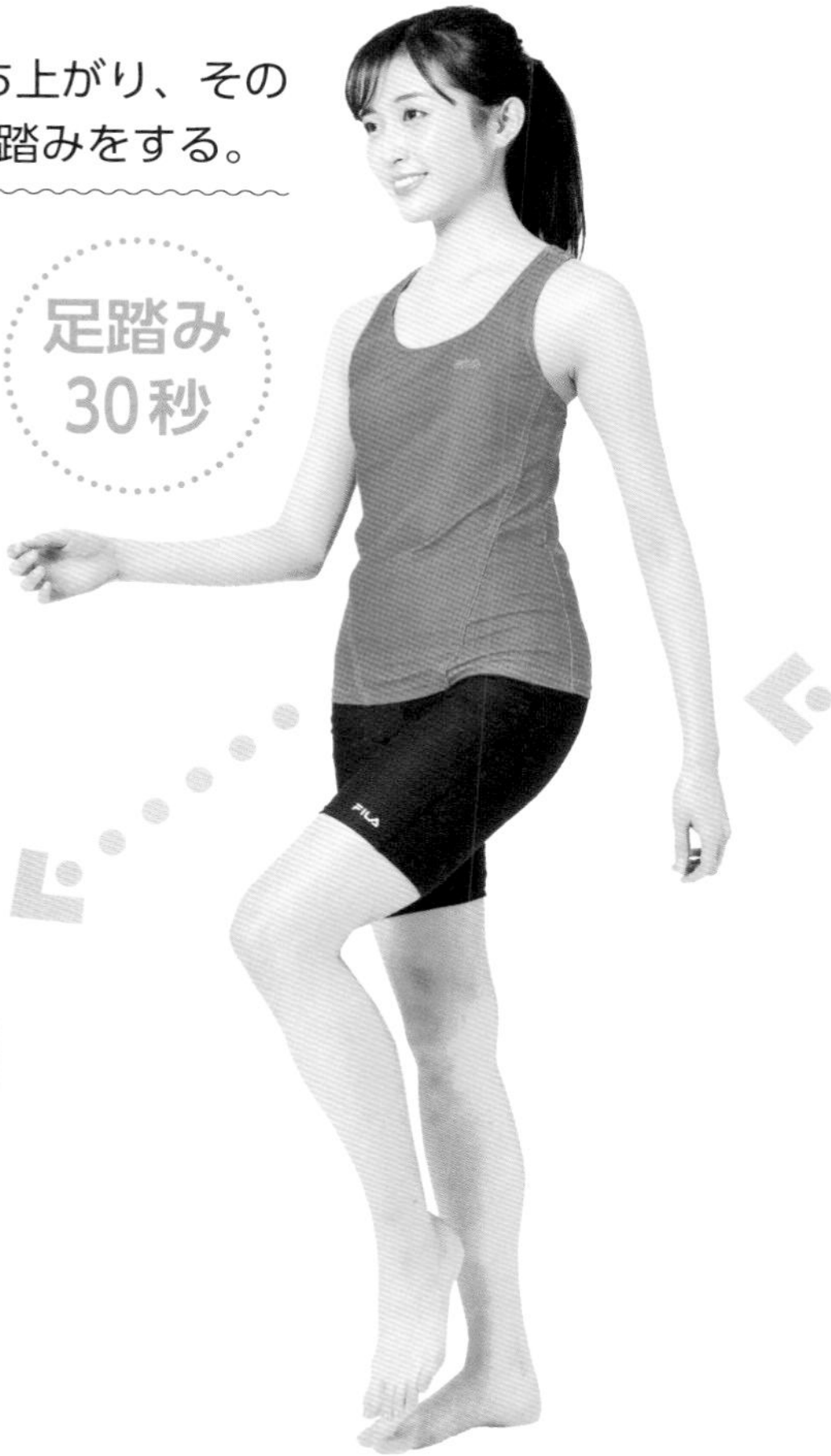

足踏み
30秒

止める
1分

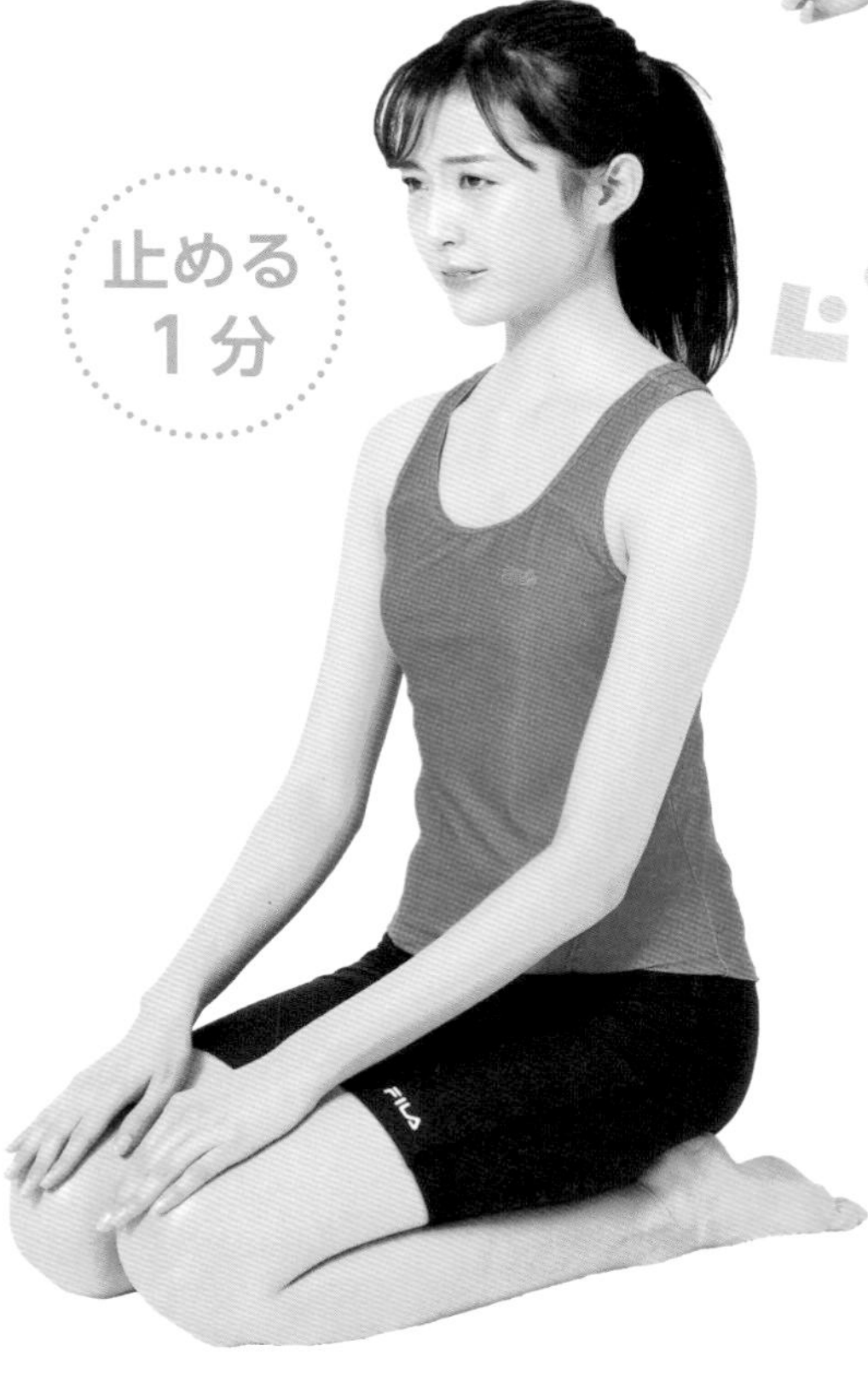

❸ 再び正座をする。1分静止。

❶〜❸を行って
1セットで
2分30秒

3セットを
目安に行う。

塩分を体内から排出！「塩出しトレーニング」で高血圧を予防

日常生活の中で取り組める血圧リセット術において、体操などの運動とともに重要になってくるのが食事です。**高血圧の予防策として食生活の改善を考えたとき、まず初めにあげられるのが「減塩」**です。

本来、人間の血液中には113グラム、0・9％の塩分（ナトリウム）が含まれており、その塩分濃度を調整し、一定量に保つ働きをしているのが「腎臓《じんぞう》」です。しかし、塩分の摂取量が増えると、腎臓の塩分調整機能がうまく働かなくなり、限界を超えることで血圧が急上昇してしまいます。具体的には、1日に5グラムの塩分をとり入れると、3グラム以下に抑えている人の3倍血圧が上がるといわれているのです。これは、例えばラーメン一杯をスープまで残さず食べた場合、軽く超えてしまう数値です。

もちろん、同じ量の塩分を摂取しても、血圧が上がる人、上がらない人と個人差はありますが、**日本人の大半は年齢、性別にかかわらず、1日6グラム以上の食塩をとると**

塩分の摂取量と血圧の上昇率

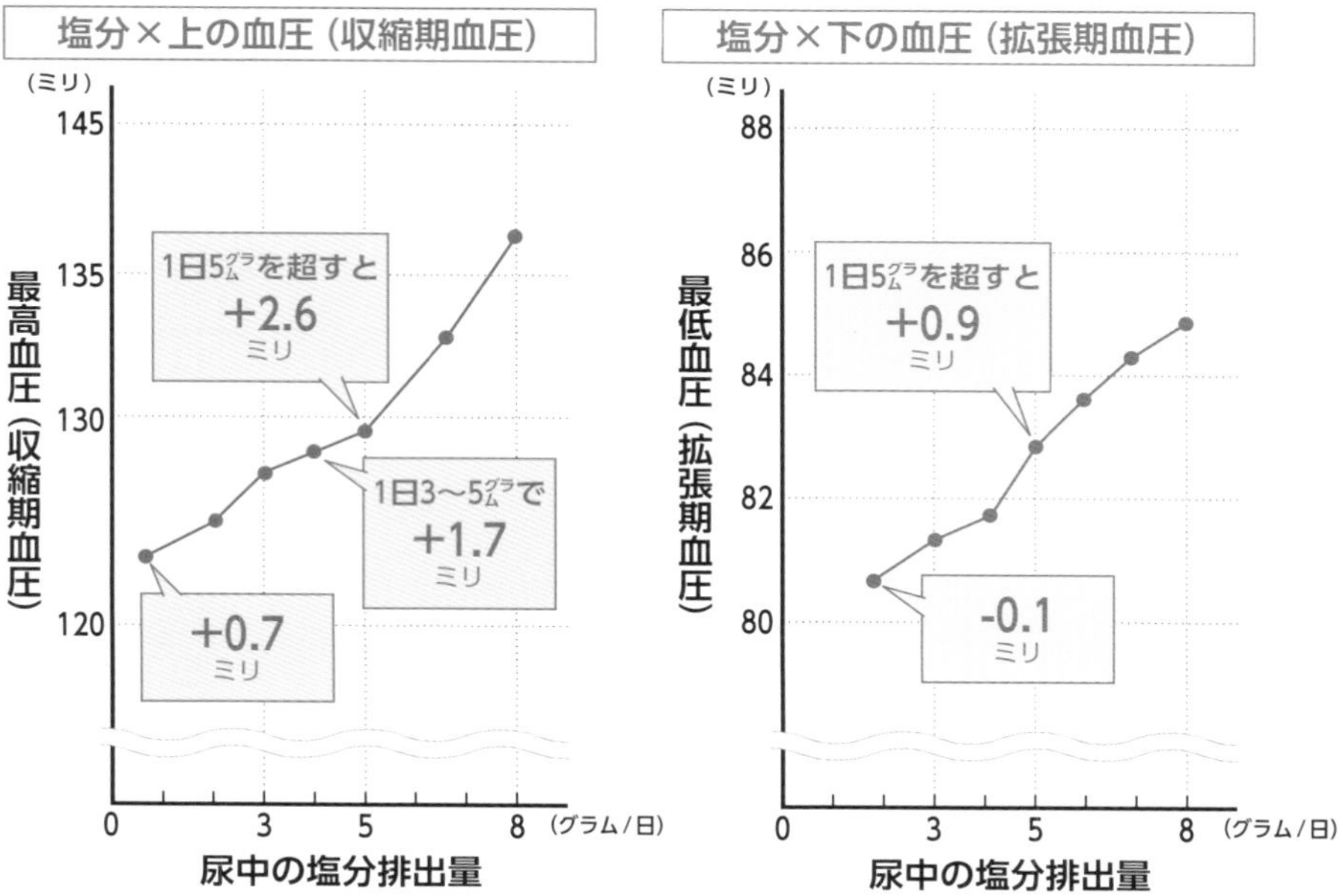

血圧が高くなることが判明しています。このことからも、まずは基本的な理解として「**塩分は血圧を上昇させる**」ということを覚えておく必要があるでしょう。

とはいっても、明日から急に減塩生活を始められるかといえば、なかなか難しいでしょう。何よりも私たちは、ふだんから塩分が多く入った食品の味に慣れ親しんでしまっており、塩分を極端に我慢することは大きなストレスを伴います。そこで私が提唱したいのが「**塩出しトレーニング**」です。つまり、「塩分を我慢する」から「**塩分はとったら出す**」に考え方を変えること**で、無理な制限をせず、血圧を上げない食生活に取り組むことができる**のです。

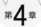

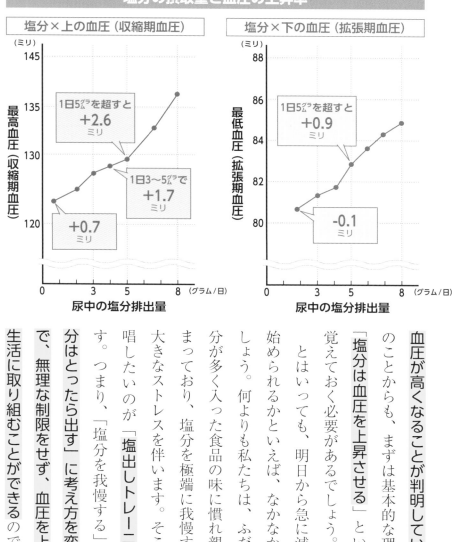

脳卒中のリスクを21％軽減！
塩出し力を上げる最強の血管拡張ミネラル「カリウム」

塩分の摂取量を無理に減らすのではなく、塩分の排出《はいしゅつ》を促進する食品や食事の組み合わせによって「塩を外に出す」。このような思考の転換による食事術、ひいては血圧リセット術を「塩出しトレーニング」と呼んでいます。

人間は塩分を多く摂取するとのどが渇きますが、そこで水を多く飲んだからといって、尿で1日に出されるナトリウムの量は決まっているため、余分な塩分は排出されず、逆に血液量が増えて血圧が上がり、顔などにむくみが出てしまいます。そんなときに**塩出し力を最も発揮する成分が「カリウム」**です。

カリウムは腎臓《じんぞう》内で水分とナトリウムのバランスを調整し、ナトリウムの再吸収を抑え、余計な塩分を尿へと排出する量を増やしてくれます。カリウムの効用については、**体内に2・5㎎以上カリウムが残っている場合は、1・9㎎以下の場合よりも約4・4㎜血圧が下がる**という報告があります。また、アメリカの大学の循環器研究では、**カリウムを摂取する量を1日1・6グラム増やすと、脳卒中になる確率が21％減少する**と発表しています。このように、カリウムには塩分を排泄《はいせつ》して血圧の上昇を防ぎ、高血圧による疾患《しっかん》を防ぐ役割があるのです。

カリウムは、生野菜、果物、豆類、サツマイモやジャガイモなどの根菜類、コンブやヒジキなどの海藻類に多く含まれている栄養素です。加工食品を利用することが多い現代人は、圧倒的なカリウム不足が指摘されており、その量は採取や狩猟をして食事をしていた原始時代に比べて16分の1に減ったともいわれています。腎臓病を患っている方でなければ、現代人は**ナトリウムに対して2倍の量のカリウムをとることが理想**なのです。ただし、カリウムは水溶性のため、煮たり、ゆでたり、水にさらしたりすると成分が溶けて流れ出てしまうので、調理のしかたには注意が必要です。なるべく生で食べられるものはそのままの状態で食べ、無理なものは蒸すか電子レンジで加熱するとカリウムの流出が最小限ですみます。煮る場合は、ゆで汁もスープとして飲むといいでしょう。また、野菜や果物の皮や葉っぱにはカリウムが含まれていることも多いので、捨ててしまうのは非常にもったいないです。まずはカリウムを豊富に含む食材を知り、適切な調理方法で毎日の食生活に取り入れていきましょう。

「塩出しトレーニング」で常備しておきたい食材 ホウレンソウ・ナス・バナナの効果とは⁉

ここでは、塩出しトレーニングにおいて、常備しておきたい食材をいくつかご紹介していきます。

まずは数ある野菜の中で、特におすすめなのが「ホウレンソウ」です。ホウレンソウには血管を拡張するNO《エヌオー》の産出のもととなる硝酸塩《しょうさんえん》や、カリウムを含むミネラルが豊富に含まれています。**ホウレンソウの効用については、血管を柔軟にしたという報告や、最高血圧を最大6ミリ下げたという研究結果も出ており、血圧の上昇を抑えるには欠かすことのできない食材**です。ただし、前述の通り、加熱するとその効果も下がってしまうため、できれば生サラダとして食べるのがいいでしょう。

次に紹介するのは「ナス」。ナスもまた高血圧予防にいいとされている食材の一つです。ナスにはアミノ酸の一種であるGABA《ギャバ》（γ《ガンマ》-アミノ酪酸《らくさん》）という成分が多く含まれており、この**GABAが体内に取り込まれると、交感神経の末端から出て血管**

「塩出しトレーニング」で常備しておきたい食材

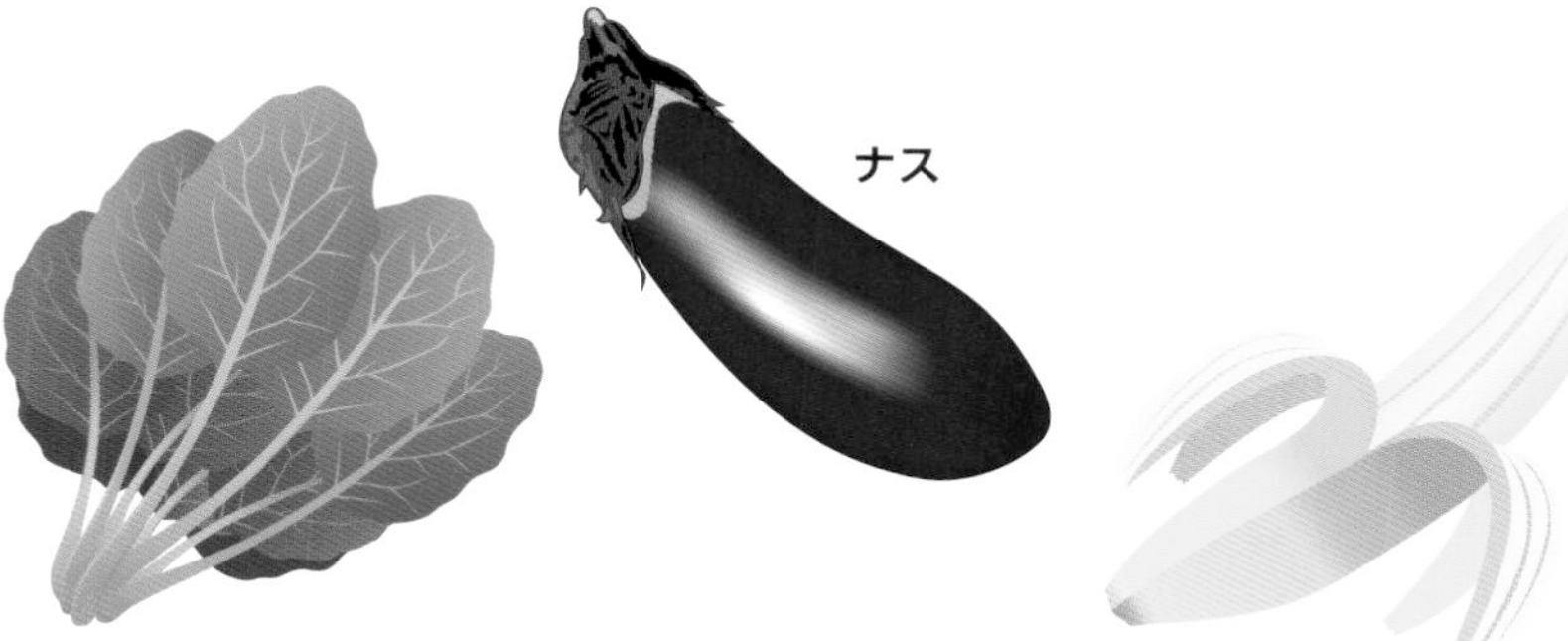

を収縮させるノルアドレナリンの分泌《ぶんぴつ》を抑えることで、血圧の上昇を防いでくれるのです。さらに、ナスを60℃で加熱した結果、GABAの生成量が増えたという報告があり、温度設定をして調理すればその効果も上がります。また、ナスには血圧を上げる大きな要素である交感神経の働きを抑制するコリンエステルという成分も含まれており、その量はニンジンの約1000倍になります。

果物の中では、「バナナ」がおすすめです。**中サイズのバナナ1本には約0・42グラムのカリウムが含まれており、塩出し力は抜群**。さらに、バナナの成分である多糖類・グルカンがNOの産出を活性化し、免疫調節機能も整えてくれます。**高血圧の患者さんに2週間、毎日2本ずつバナナを食べてもらった結果、最高血圧も最低血圧も下がった**という報告もあります。1日2本のバナナを食べることで、降圧効果や免疫力のアップが期待できるのです。

飲む人と飲まない人で最高血圧に10ミリの違いが。1日1杯の牛乳で血管を拡張！

これまで紹介してきたように、野菜や果物などに多く含まれるカリウムですが、毎食、たくさんの量をとり入れるのは大変です。特に外食が多い方などは難しいでしょう。でも、安心してください。**カリウムは飲料からもとり入れることができるのです。その代表的な飲料が「牛乳」**です。

牛乳に対しては「骨を丈夫にする」というイメージが強いと思いますが、実は牛乳をよく飲む人と全く飲まない人では、前者のほうが最高血圧が10・4ミリ低いという研究結果が出ています。

牛乳には、乳清たんぱく質（カゼイン）やビタミンDなどの豊富な栄養素が含まれています。乳清たんぱく質は、血圧を上昇させるホルモンを抑制する役割を担っており、牛乳に含まれるミネラルとの相乗効果も高いため、**それぞれの成分をほかの食材からとるよりも、1杯の牛乳を飲むほうが高血圧の予防効果が期待できる**とされてい

乳製品によるカルシウム摂取量と最高血圧

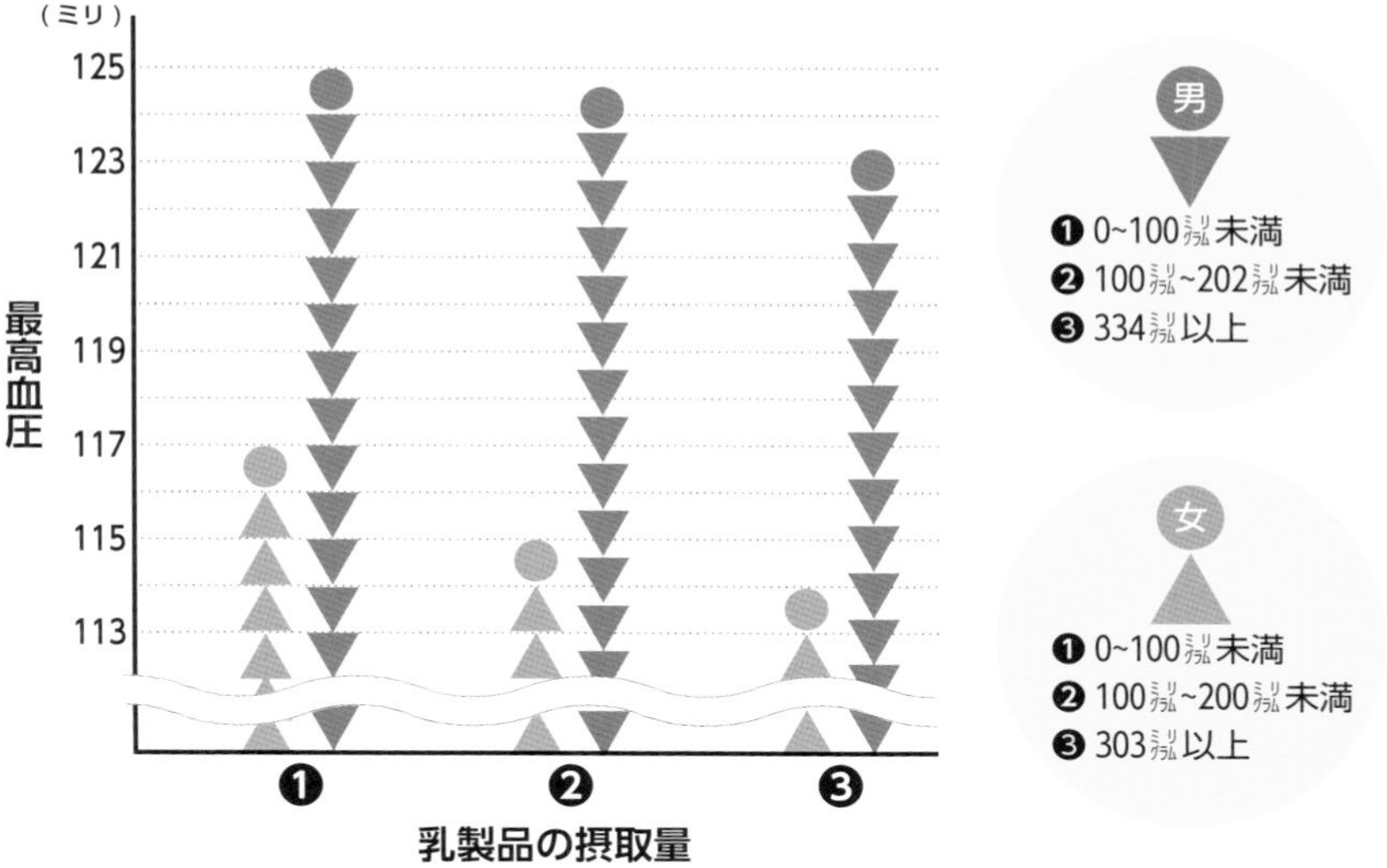

＊日本栄養・食糧学会誌2010.63(4).151-159

ます。これが**「ミルクマトリックス効果」**と呼ばれるものです。

そして、何よりも牛乳には、**コップ1杯で1食分の野菜や果物に相当する200《ミリグラム》以上のカリウムと150《ミリグラム》以上のカルシウムがとれるので、塩出しトレーニングの強い味方になってくれます**。ただし、飲みすぎは肥満の原因になるので、なるべく低糖質や無脂肪のものを選んでください。

「牛乳が苦手」という人には、同じ乳製品でカリウムを含む**「ヨーグルト」**をおすすめします。最近の研究では、ヨーグルトに含まれる「ラクトトリペプチド」という成分が血管を柔軟にし、血圧を下げる効果があると報告され、注目されています。

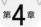

カテキンの吸収率と吸収にかかる時間

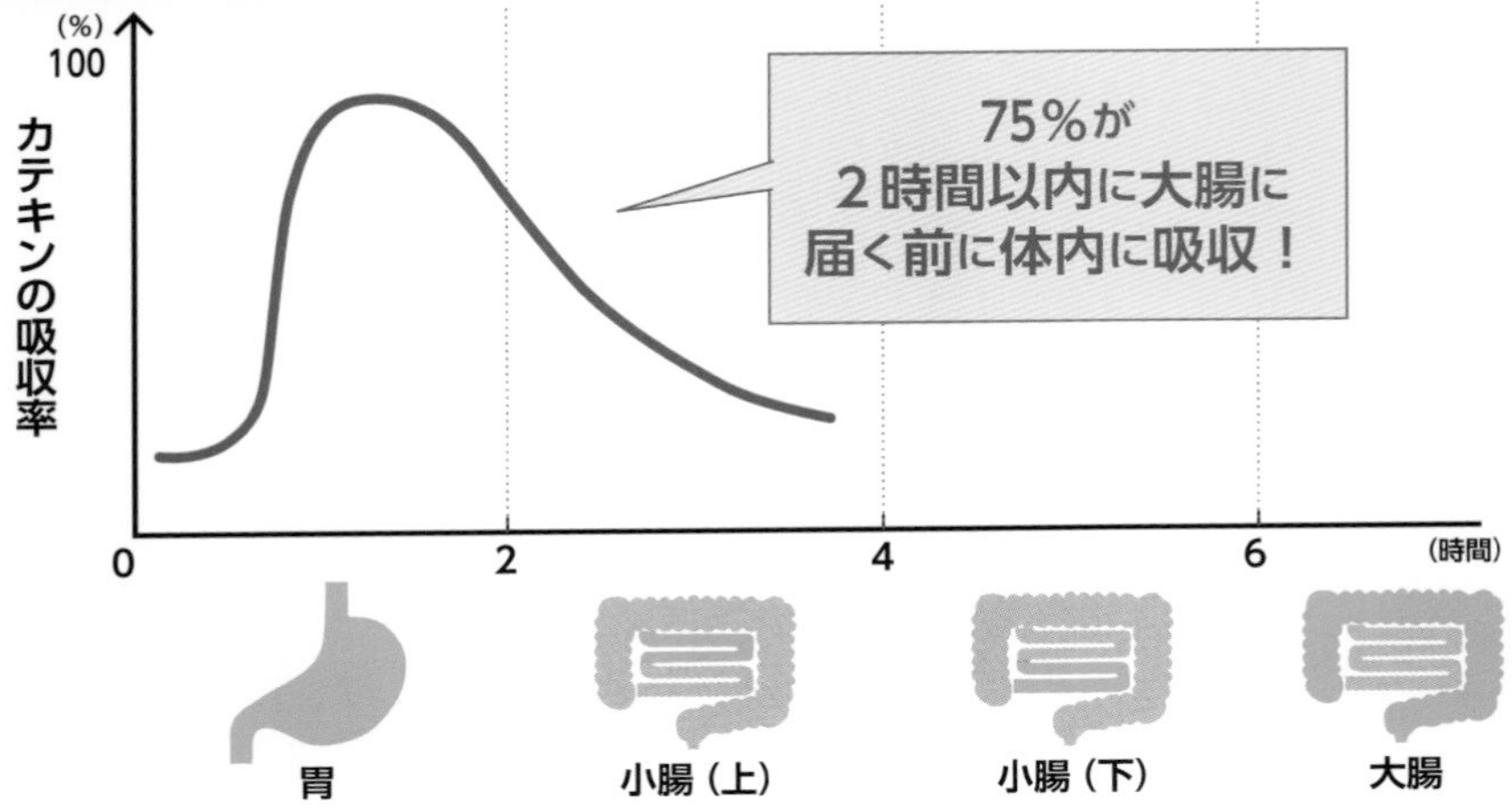

また、高血圧予防には「**緑茶**」もおすすめです。緑茶に含まれるカテキンには、利尿を促進して高血圧を予防する効果があり、肉やご飯の吸収が約8時間かかるのに対して、1~2時間でほとんどが血液中に吸収されるため、食後の血圧上昇を効率よく防いでくれます。

また、お茶に含まれるGABA《ギャバ》（γ《ガンマ》-アミノ酪酸《らくさん》）という成分には血圧降下作用があることがわかっており、**毎日、湯のみ1杯（約120ミリリットル）以上の緑茶を1年以上飲みつづけている人は、緑茶を飲む習慣がない人に比べて、高血圧になる危険性が46%も低かった**という研究結果が残されています。

これを機に食後に緑茶を飲む習慣を身につけてはいかがでしょうか。

第5章

ゴースト化した毛細血管をよみがえらせ高血圧の重大原因【末梢血管抵抗】を改善する「Dr.根来式4・4・8呼吸」

監修
ハーバード大学医学部
客員教授
根来 秀行

参考文献：『ハーバード＆ソルボンヌ大学　Dr.根来の特別授業　病まないための細胞呼吸レッスン』根来秀行（集英社）、『ハーバード＆ソルボンヌ大学 根来教授の 超呼吸法』根来秀行（KADOKAWA）

毛細血管を増やし、高い血圧を下げる「Dr.根来式4・4・8呼吸」

体中に張りめぐらされている血管は、さまざまな物を届けたり回収したりする「体内道路」といえる存在です。動脈や静脈などの太い血管は、全体の1％に過ぎず、全身の血管の99％を占めるのが、極めて細い「毛細血管」です。

毛細血管は、一つひとつの細胞に酸素や栄養を送り届けて、二酸化炭素や老廃物を回収するなど、体を健康に保つ重要な働きを担っています。しかし、毛細血管は、加齢によって45歳ごろからどんどん減りはじめ、60代になると20代のころと比べて4割も減少するといわれています。毛細血管には、「周皮細胞」が絡みつくようについており、もれを防いだり、傷ついた血管の修復を行ったりしています。この周皮細胞が加齢によってゆるんでくると、血液がもれ出ることなどで血流が低下し、やがて、管はあるけれど血液が流れていない「ゴースト血管」となり、この状態が長く続くと完全に脱落してしまいます。こうして毛細血管が減ってしまうと、末梢《まっしょう》血管抵抗（末梢血管に血液が流れ込むときに受ける抵抗）が高くなって血液の流れが悪くなり、心臓はそれを補おうとしてより強い力で血液を送り出そうとします。そのため、血圧が上がってしまうのです。

でも、大丈夫。毛細血管には、傷ついた血管の修復とともに、途切れてしまった毛細血管を枝分かれさせ、新しい血管を作る機能（血管新生）が備わっています。つまり、毛細血管は何歳になっても自分で増やすことができるのです。毛細血管を増やすには、血流を不足させないことが重要なポイントで、さらに、血流をアップさせることで、ゴースト化してまもない血管をよみがえらせることもできます。

毛細血管の血流は自律神経によって調整されており、「活動するアクセル」として働く「交感神経」が優位になると血管が収縮して血流量は減少し、「休息するブレーキ」として働く「副交感神経」が優位になると血管が弛緩《しかん》して血流量が増加します。要するに、交感神経が優位な状態では毛細血管が収縮して血圧が上昇してしまうのです。

自律神経は、血管や内臓などの機能をつかさどる神経で、私たちの意志とはかかわりなく、身体機能を健全に保つために24時間休みなく働きつづけています。まさに「自律」しているのです。胃や腸や心臓が休みなく動いているのも、心身状態によっ

腹式呼吸が自律神経に作用するしくみ

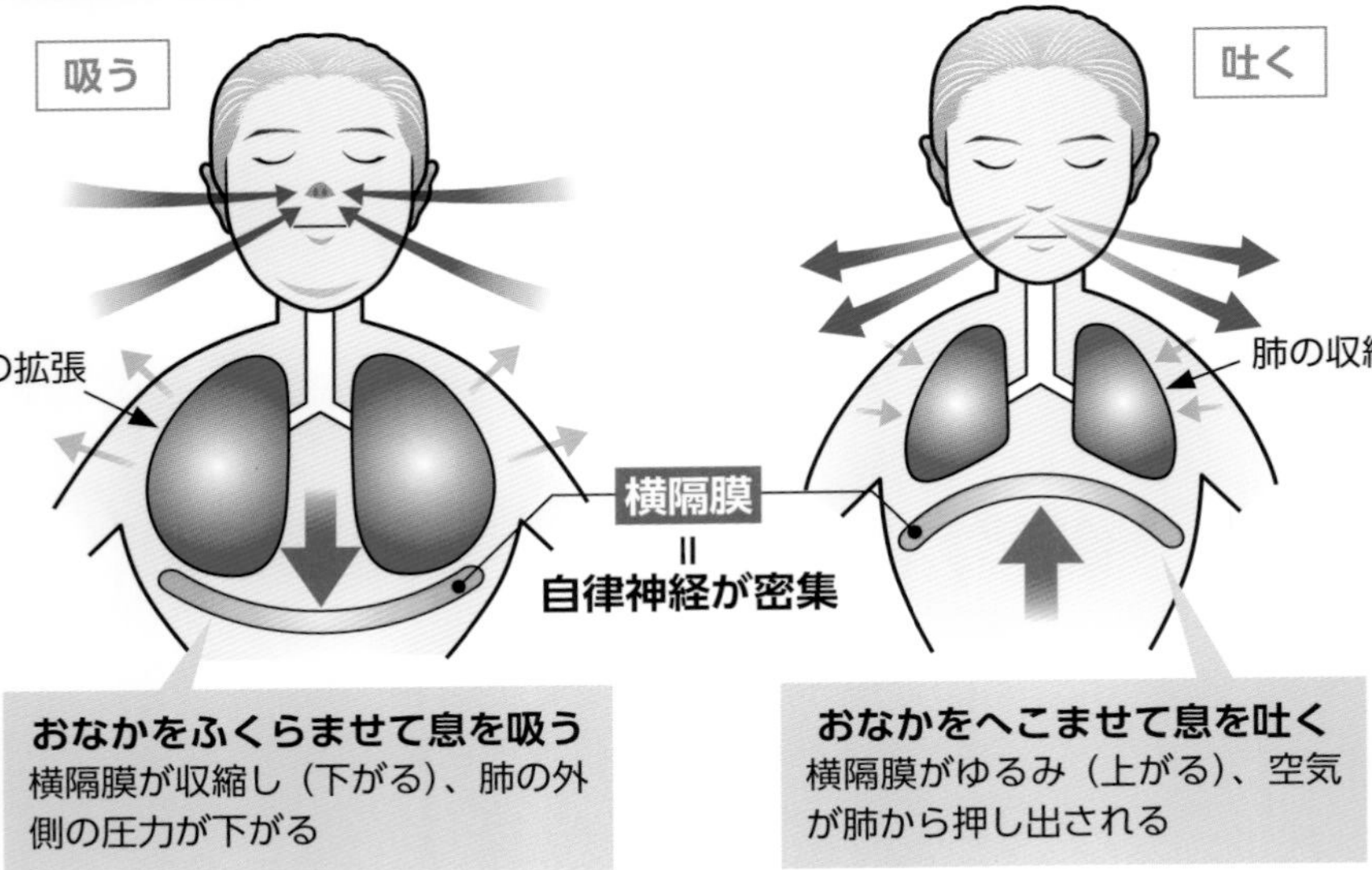
吸う
吐く
肺の拡張
肺の収縮
横隔膜
＝
自律神経が密集
おなかをふくらませて息を吸う
横隔膜が収縮し（下がる）、肺の外側の圧力が下がる
おなかをへこませて息を吐く
横隔膜がゆるみ（上がる）、空気が肺から押し出される

て血圧が上下したり発汗したりするのも、自律神経がコントロールしているからです。

自律神経は、自分の意志で動かすことができません。ただし、例外があります。それが「呼吸」です。生命を維持するために絶対不可欠な呼吸は、滞りなく体内の細胞に酸素を届けるために、自律神経で管理され無意識に行われていますが、一方で意識的に調整することができます。つまり、**呼吸をコントロールすることで、自律神経に働きかけることができる**のです。

呼吸によって自律神経に働きかけるには、「横隔膜」に刺激を与える必要があります。横隔膜とは、肋骨《ろっこつ》の下部全体を覆うドーム状（円盤状）の筋肉で、その周辺は自律神経が集まった「自律神経センサー」のような場所です。

ハーバード大学医学部において、私が開発した最新機器を使って、自律神経と呼吸の関係を検証しました。この研究から、効率的に副交感神経のスイッチを入れるいくつかの呼吸法を開発しました。その一つが、今回ご紹介する「4・4・8呼吸」です。

基本となる腹式呼吸は、おなかが大きくふくらむように、鼻からゆっくり息を吸い込み、おなかから息を絞り出すように鼻からゆっくり息を吐きます。**特に、「息を吐く」ことに意識を持っていきます。吸うほうのリズムを1としたら、吐くほうのリズムは2にして、ゆっくりと吐くことがポイント**です。長く息を吐く腹式呼吸をくり返すと、横隔膜が大きく動いて交感神経が鎮まり、副交感神経に切り替わるのです。

また、4・4・8呼吸の特徴は、「息を止める」点にあります。息を止めて、血液中の二酸化炭素濃度を適度に高めることで、全身の細胞に酸素が運ばれやすくなります。また、副交感神経が優位になることで、毛細血管がゆるみ、さらに血流が促されるのです。毛細血管の血流を促すことは、毛細血管を増やして血圧を下げる効果だけでなく、毛細血管の塊ともいえる腎臓《じんぞう》の機能アップにもつながります。また、ストレスを感じたとき、眠れないときにもとても有効です。いつでもどこでも準備いらず、即実践できる呼吸法なので、みなさんもぜひ行ってみてください。

末梢血管抵抗改善1分体操

4・4・8呼吸法

1SET 1分

効果 自律神経に働きかけ、毛細血管をゆるめて血流を促す。不眠やストレスも解消。

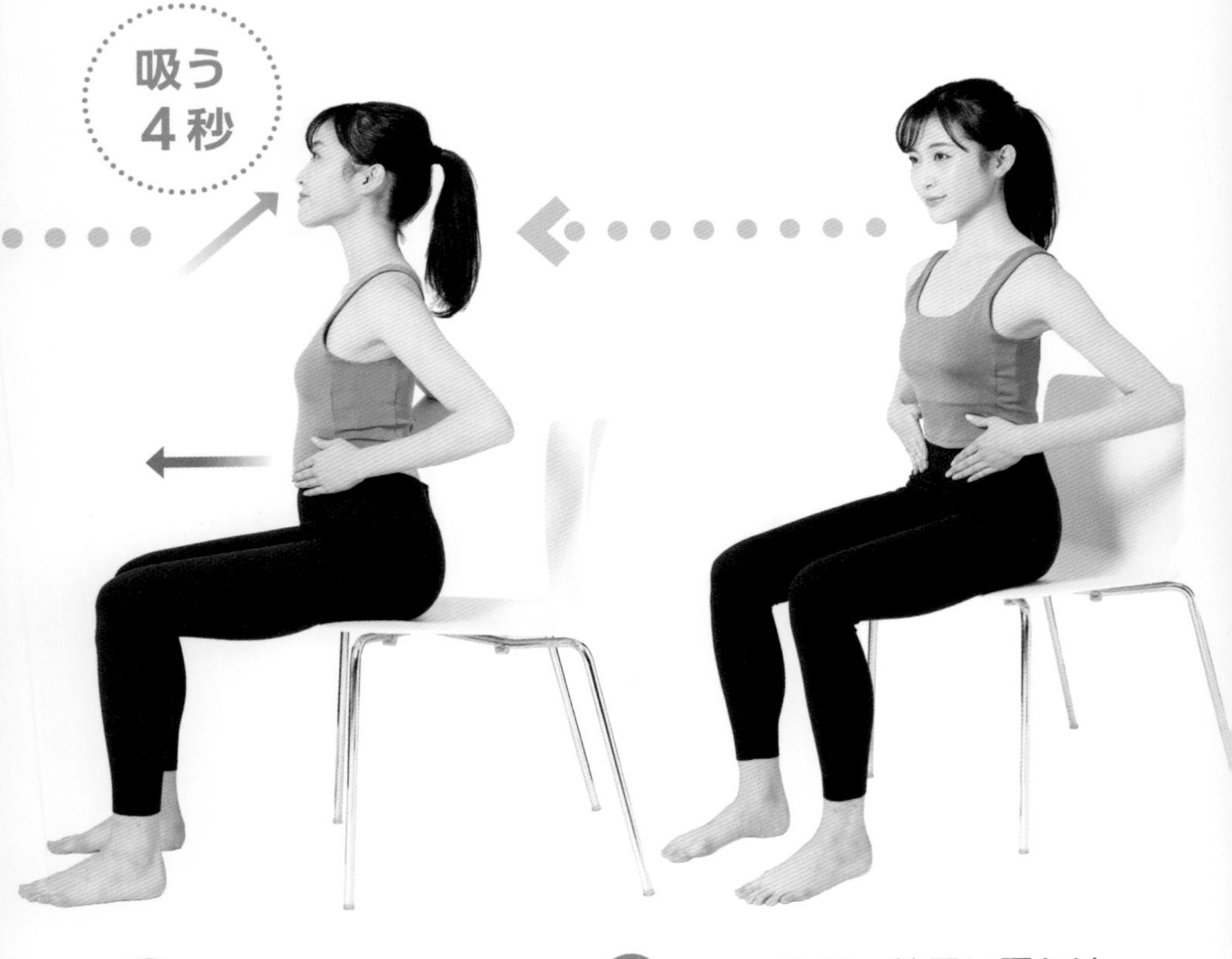

① らくな姿勢で椅子に腰かけ、両手をへその上に添える。

準備として腹式呼吸で２～３回呼吸をして、息を吐き切る。

② おなかをふくらませながら、鼻から４秒かけて息を吸う。

③ 4秒間息を止める。

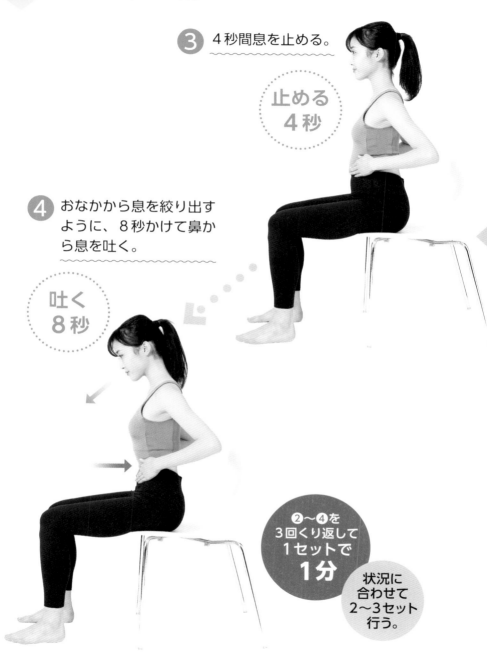

止める
4秒

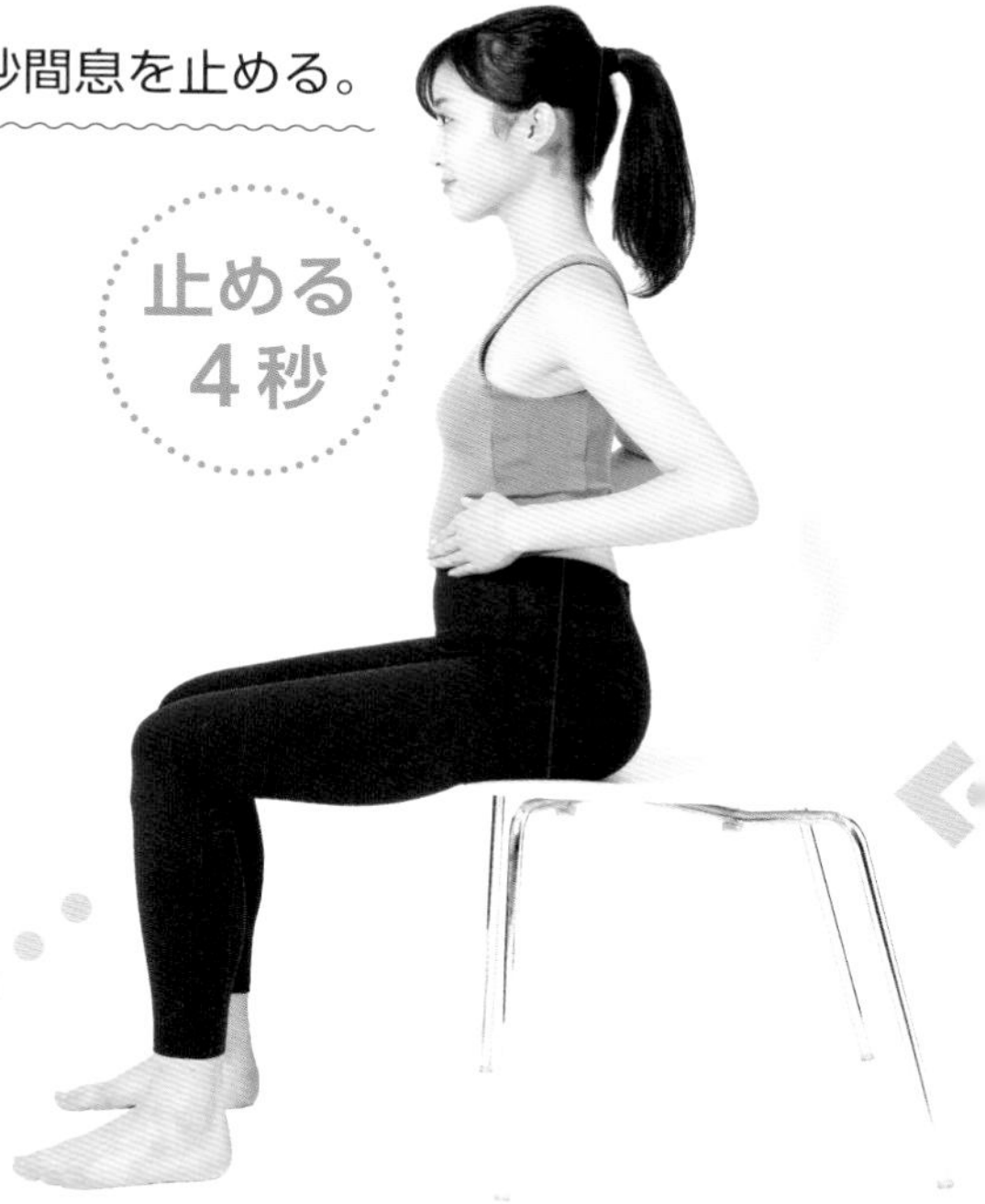

④ おなかから息を絞り出すように、8秒かけて鼻から息を吐く。

吐く
8秒

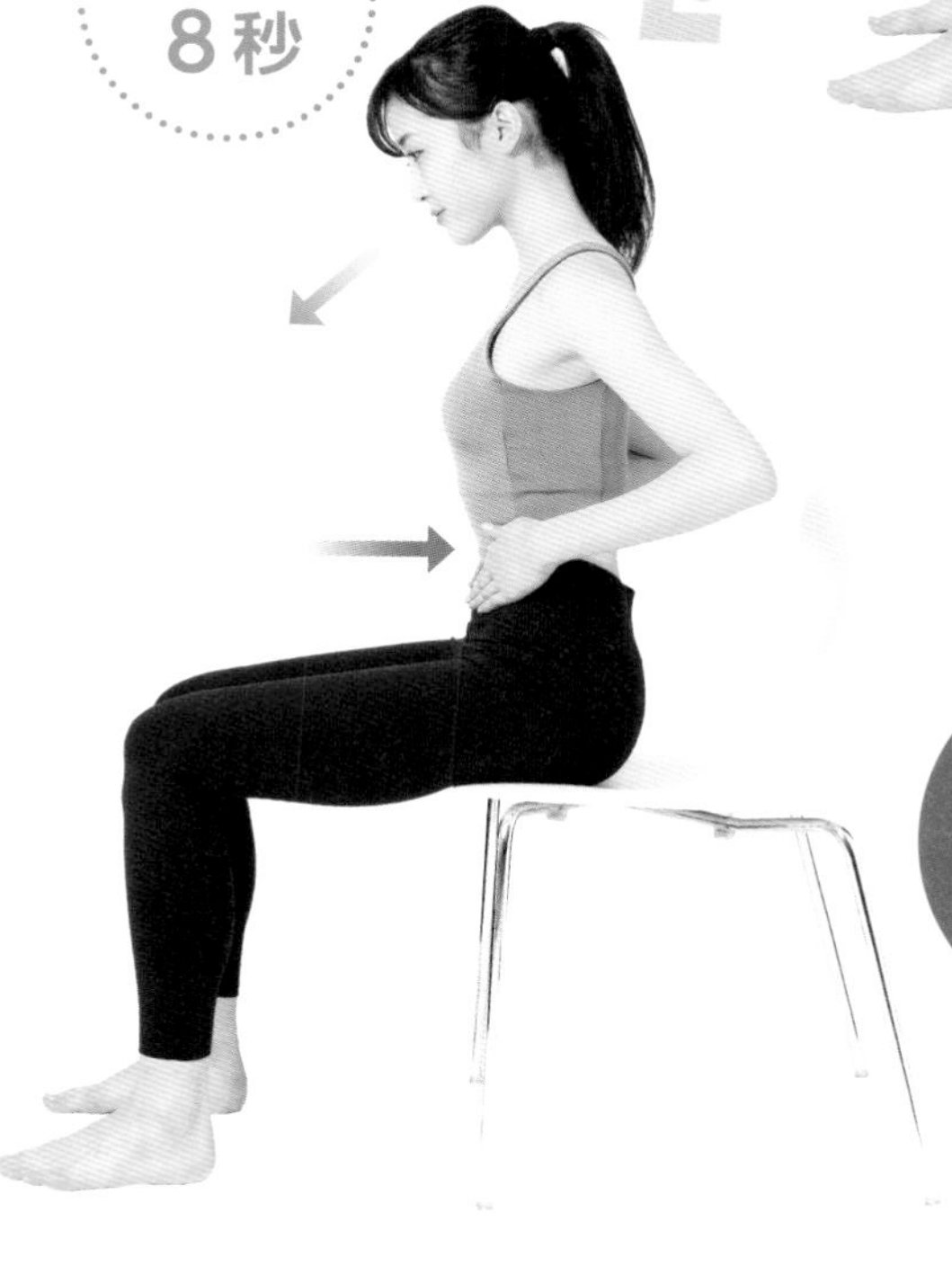

②～④を
3回くり返して
1セットで
1分

状況に
合わせて
2～3セット
行う。

症◆例◆報◆告

強いストレスと不眠で、降圧薬でも抑え込めなかった高血圧が「4・4・8呼吸」で安定し、薬の種類も量も減

高血圧と診断され、降圧薬による治療を始めた新富康成さん（仮名・58歳）は、薬をきちんと服用し、生活習慣の見直しを心がけていたにもかかわらず、血圧がなかなか下がりませんでした。さらに、薬の種類と量を増やしても症状が改善されなかった新富さんは、ほかに疾患《しっかん》もなかったことから、私の診察を受けることになったのです。

新富さんは会社を経営されており、シビアな判断をしなければならない場面も多く、日中、かなりのストレスを抱えていて、睡眠もうまく取れていない状態。私が開発した自律神経測定用のデバイス（装置）で計測してみたところ、交感神経がかなり優位な状態が、日中に継続してしまっていることが明らかになりました。この自律神経測定デバイスは、心拍変動を測定することによって、自律神経のバランスを測定するメカニズムになっています。

そこで、「4・4・8呼吸法」を提案。

まず、強いストレスのかかる日中は、30分〜1時間ごとに「4・4・8呼吸法」を3セット行い、夜の時間帯は、寝る前に3セットを実施してもらいました。

すると、血圧がしだいに下がっていき、**165〜170／100ミリ前後あった血圧が、1ヵ月後の受診時の測定で、150／90ミリ前後にまで低下した**のです。その後も、「4・4・8呼吸」を続けるとともに、睡眠コントロールのための「10・20呼吸法」（1分間にわずか2回の深い呼吸をくり返す方法）や「マインドフルネス呼吸法」（一種の瞑想《めいそう》法）を取り入れたところ、1ヵ月ごとの受診時の血圧測定で、140／90ミリ前後をキープ。**1年後、薬は1種類になり、量も減らすことができたのです。**

現在も、さらなる血圧の低下をめざして、「4・4・8呼吸」を継続されています。

「4・4・8呼吸」を適切に生活の中に取り入れることで、血圧を下げ、低めの値で安定させることができた患者さんは、ほかにもおおぜいいらっしゃいます。

呼吸法の最大の利点は、いつでもどこでも思い立ったらすぐにできること。会議の最中でも、通勤途中の電車の中でも、テレビを見ながらでも。

呼吸は、24時間365日、絶えまなく行っている行為だけに、呼吸に意識を向け、正しく日常生活の中で応用することの影響は計り知れません。

横隔膜を大きく動かして「4・4・8呼吸」の効果をアップ！

横隔膜を大きく動かす腹式呼吸は、慣れていない人や、ふだんの呼吸が浅くなっている人にとっては難しいかもしれません。最初のうちは、横隔膜がちゃんと動いているか、意識しながら練習してみてください。

横隔膜は、腹部内にある筋肉なので直接見ることはできませんが、おなかまわりの動きで確認することができます。肋骨《ろっこつ》の下に手を当てて、体の中心から外側に向かってなぞってみてください。そこが横隔膜の位置です。

肋骨に指を食い込ませるイメージで手を当て、まず、息を吐きます。次に、おなかの中に空気を入れるつもりで、大きく息を吸います。さらに、おなかを絞るようなイメージで、大きく息を吐きます。息を吸ったときに、食い込ませた指が押し上げられ、吐いたときに指がおなかに食い込むようならば、横隔膜はしっかり動いています。

最初のうちは横隔膜が動いてなくても、意識して何度か続けるうちにコツがつかめてきます。肺には心臓のように筋肉（ポンプ機能）がないため、肺が収まっている胸郭《きょうかく》の容積を変化させ、間接的に収縮・拡張し、空気を取り込み、吐き出しています。この運動を支えているのが、横隔膜と肋間筋を中心とした呼吸筋です。横隔膜も筋肉なので、深い呼吸で伸縮をくり返せば鍛えられ、結果的に腹式呼吸もらくに行えるようになるでしょう。

また、呼吸法は鼻呼吸が基本になりますが、鼻呼吸がつらいと感じる方は、吐くときは口からでもかまいません。

「4・4・8呼吸」は、いつ行ってもかまいませんが、生活の中に溶け込ませて日常化できるよう、まずは、1回3セットを午前に3回、午後に3回（90分ほどの間隔をあける）を目標に実践してみてください。

副交感神経が優位になる、食後や入浴の後、就寝前に取り入れるのもおすすめです。寝る前は、照明を落とすか、間接照明にしてリラックスした状態で行うとより効果的です。

気をつけていただきたいのは、「時間通りに、呼吸法をやらなければ」と思うあまり、呼吸法の実践をストレスに感じてしまうこと。逆効果になりますから、あまり神経質にきっちりと時間や回数を決めず、無理のない範囲で取り入れていくことが大切です。

第6章

名医が教える【自力降圧生活】

高血圧を下げる24時間生活術

監修

自治医科大学教授
苅尾 七臣

参考文献：『名医が教える 高血圧 自力で下げる方法』監修 苅尾七臣（扶桑社）

「生活のリズムを整える」ことで自律神経が正常に働き血圧の変動パターンを一定にコントロール

現在のコロナ禍《か》において自粛生活を余儀なくされ、毎日の行動が制限される中、高血圧対策・予防が期待される体操は、自宅で簡単に行うことができるという点でも、万人に推奨できる取り組みです。

また、4章で紹介されている「塩出しトレーニング」も、無理のない減塩生活を続けるうえでの新たな食事法の提案であり、体操と両立することでより大きな効果が期待できるでしょう。

ただし、高血圧対策を行うに当たって、**運動や食事面での工夫の前に、〝初めの一歩〟として取り組んでほしい重要なことがあります。それは、これまでの生活習慣を全面的に見直し、改善する努力**です。

高血圧の発症や悪化には、もともとの体質や老化現象など、自分の力ではどうしようもできない要因も含まれますが、それ以上に長年の生活習慣のあり方が大きくかかわっています。そこで、生活習慣の中で見直すべきポイントを見つけて改善し、その習慣を継続していくことが大切になってくるのです。運動、姿勢、食事、飲酒、喫煙、入浴など改善点はいろいろと考えられますが、**最優先に取り組むべきは「生活のリズムを整える」**ことでしょう。

血圧は常に変動するもので、夜に向かって下がっていき、就寝中が最も低く、朝方にかけて少しずつ上昇し、起床するころが最も高くなるという自然なパターン（日内変動）をくり返しています。この1日の血圧パターンをコントロールしているのが**「交感神経」**と**「副交感神経」**です。前者は興奮の刺激を全身のさまざまな器官に伝える神経、後者は逆に興奮を鎮めて心身をリラックスした状態にする神経で、それらは合わせて**「自律神経」**と呼ばれ、この二つの神経が適切に切り替わることで、朝～昼間は交感神経が優位に働いて血圧が上がり、夜になると副交感神経が優位に働いて血圧が下がるという、血圧の正常なパターンを生み出しているのです。

つまり**自律神経が自然なリズム（「サーカディアンリズム」と呼びます）で働くことこそ、血圧を調整するうえで大事**なことなのです。そのためには生活のリズムをできるかぎり一定に保たなければいけません。

生活リズムで見直すべき最初のポイントは「睡眠」。高血圧体質から抜け出す秘訣は規則正しい起床・就寝にあり

高血圧のセルフケアは、交感神経と副交感神経が適切なリズムを持って切り替わることが大切であり、そのためには**生活のリズムを整えることが最優先事項**だと述べました。具体的には、1日を以下のような流れで過ごすことが理想的とされています。

●朝

①決まった時間に起床する（外出時までゆったり過ごせるよう、余裕を持って起床）
②太陽の光を浴びる
③朝食を抜かずに食べる（できるだけ毎日決まった時間に）

●昼

④昼食を抜かずに食べる（できるだけ毎日決まった時間に）

⑤頭と体を能動的に動かす（特に昼食後に体を動かす）
⑥昼寝をしない

●**夜**

⑦夕食を抜かずに食べる（できるだけ毎日決まった時間に）
⑧就寝の1時間前に入浴
⑨明かりを落としてリラックスした状態で過ごす（スマートフォン〈携帯電話〉やパソコンの操作はさける）
⑩夜ふかしをせず、できれば24時前に就寝する（7時間以上の睡眠を取る）

このように書き並べてみると、とてもシンプルなことですが、ライフスタイルが多様化した現代社会においては、このリズムを守りつづけるのは大変なことです。すべてを急に変えるのは誰にとっても難しいことなので、まずは**見直すべきポイントを「睡眠」に絞って、起床時間と就寝時間を一定にするところから取り組んでみましょう**。特に①～③に当たる朝のリズムをきちんと整えることは、人間のサーカディアンリズムのズレを直すうえでも大切とされています。

日中に体を動かし、質の高い7時間の睡眠を取れば、高血圧の発症リスクが抑えられ、糖尿病も予防

睡眠は、起床・就寝時間をできるだけ一定にし、そのリズムを保つことから始めましょう。そのうえで、「**睡眠時間**」の確保と「**睡眠の質**」を上げる取り組みが大切になってきます。

睡眠の量については、高血圧の危険を高めず、健康に過ごすために、**約7時間が必要**だといわれています。睡眠時間が7~8時間の人と5時間以下の人の高血圧を発症するリスクを比較した研究では、前者を1とした場合、後者は2・1にまで上がるという結果が出ているのです。睡眠時間が減ると、高血圧のリスクが高まるとともに、食欲を増進させるホルモンの分泌《ぶんぴつ》を刺激することで体重が増加し、糖尿病にかかる確率も高くなることが知られています。

次に、睡眠の質。「質の高い睡眠とはどういう状態なのか?」という疑問に答えるとすれば、就寝時から起床まで目を覚ますことなく、深く熟睡することを指します。

睡眠時間と高血圧の発症率の関係

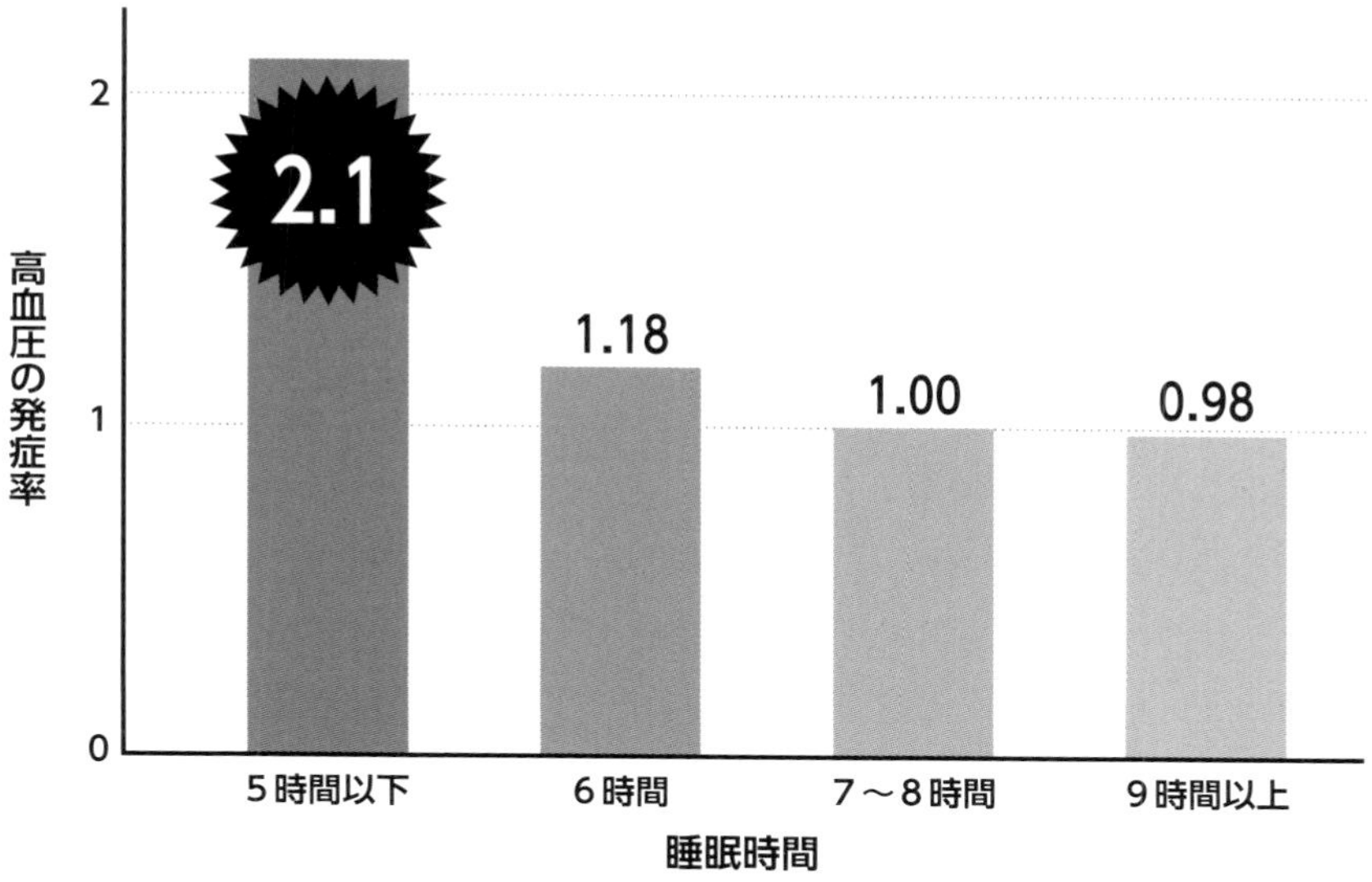

＊Gangwisch je,et al.Hypertension.2006;47:833-9より

逆に、夜中に何度も目が覚めてしまったり、早朝に覚醒《かくせい》してしまったりする睡眠障害は、睡眠の質を下げる大きな要因。例えば、**同じ7時間の睡眠を取ったとしても、まとまった7時間とこま切れの7時間では、前者のほうが睡眠の質がいいことは当然**です。さらに、24時（午前0時）前に就寝するのと24時以降に就寝するのを比較した場合でも、前者の質がより高くなります。

なお、**昼間にできるだけ体を動かすこと**は、**睡眠の質を向上させるために大変重要**です。体を動かすといっても、本格的な運動でなくてもかまいません。日常生活の中で意識的に体を動かす機会を増やすことが大切なのです。

40℃のお湯につかってリラックス！正しい入浴習慣で血圧を下げよう！

心身をリラックスさせる入浴も、寝つきをよくさせ、質の高い睡眠をサポートしてくれます。ただし、正しい入浴習慣を身につけなければ、血圧上昇といった逆効果になってしまうこともあるので注意が必要です。

まず初めに気をつけなければいけないのが、温度設定と入浴時間です。湯の温度設定にかんしては、42℃以上の湯船につかると、熱さで交感神経が刺激され血圧が上がってしまうため、**40℃くらいがいいでしょう。**ぬるめに設定しておくことで**副交感神経が刺激され、血管が拡張して血流がよくなり、血圧が下がります。**また、入浴時間にかんしては、長湯は心臓に負担をかけてしまうため、**10分程度がベスト**でしょう。

次に気をつけたいのが、急激な室温差を作らないことです。

血圧は季節によって変動するもので、気温の下がる冬季は上昇し、気温の上がる夏

季節による血圧への影響

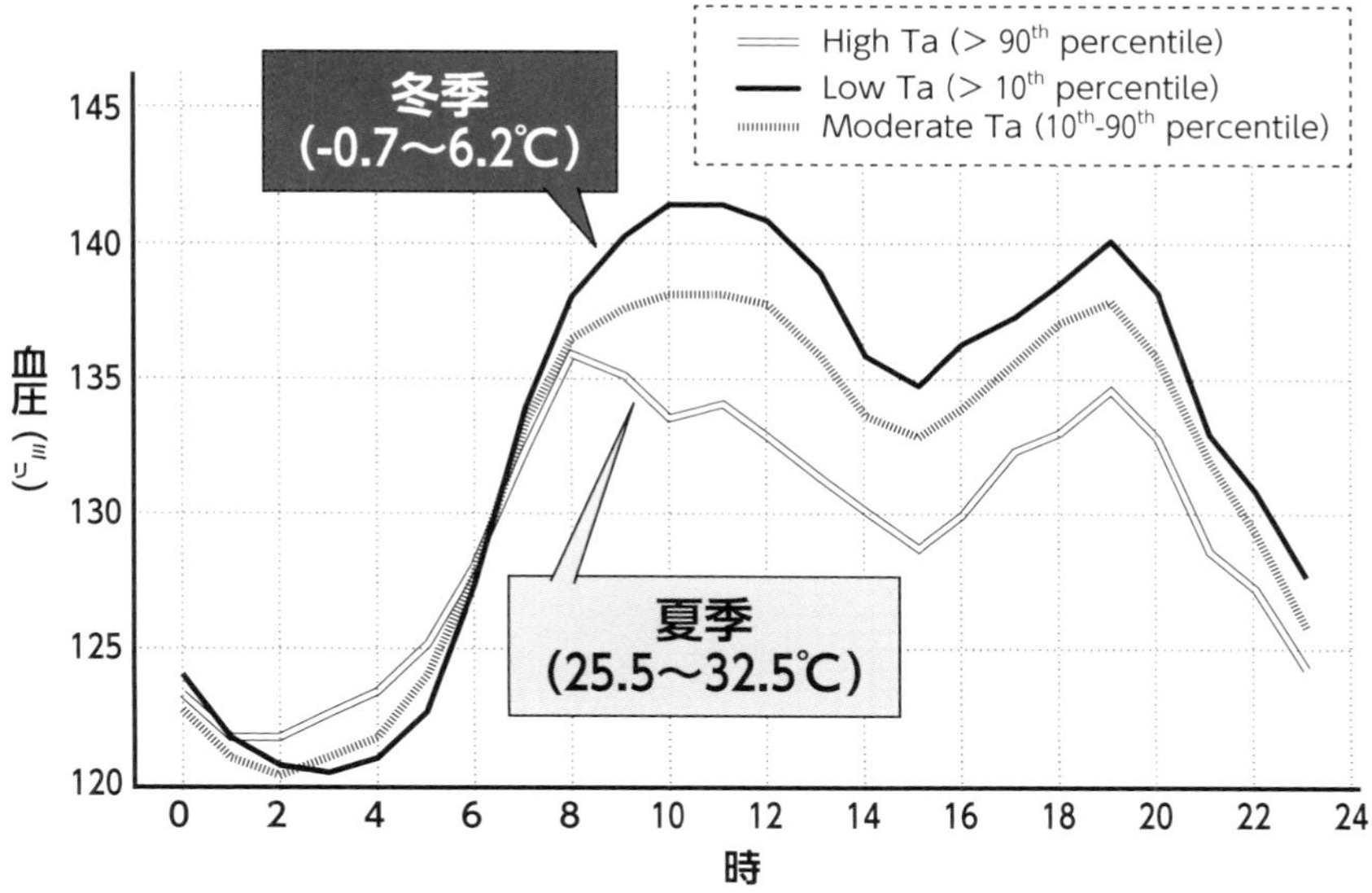

＊ABPM6,404名のデータより
(Modesti PA,et al：Hypertension47：155-161,2006より)

季は下降する傾向にあります。冬場の循環器疾患《しっかん》による死亡率は、暖房や防寒が不十分な場合ほど高まりやすく、「寒さ」や「寒暖差」には細心の注意が必要です。それは入浴のさいにも同じことで、日本の家屋では脱衣所や浴室の暖房が不十分になりがちなため、居室との間に室温差が生まれてしまい、血圧を急上昇させる「ヒートショック」が起こってしまいます。

冬季の入浴時には各部屋の温度を18℃(高齢者は24℃)ほどに保っておき、部屋ごとの温度差を小さくするようにしてください。なお、湯船につかるさいは、先に十分なかけ湯をしておいて、体の温度変化をできるだけ少なくしましょう。

適量を守って休肝日を設ける！血圧を上げずに楽しくお酒を飲もう

料理の味を引き立て、食事の時間をより楽しくしてくれるお酒。仕事や対人関係などで抱えたストレスやプレッシャーを解消し、気分を落ち着かせてくれることもあります。ただし、その量や飲み方によっては、高血圧の原因となる習慣でもあります。

お酒を飲むと血圧が上がるようなイメージをお持ちかもしれませんが、実はアルコールの作用によって血管が広がるため、飲酒後、数時間にわたって一度は低下します。しかし、**飲みすぎた場合は翌朝に血圧は上がり、それが日々くり返され、アルコールの摂取量が増えていくと、交感神経の興奮状態が続くため、高血圧になってしまうケースが少なくありません。**さらに、脳卒中や心房細動、睡眠時無呼吸症候群などを引き起こすリスクを高めるほか、がん発症の原因にもなってしまいます。

血圧を上げることなく、お酒と楽しくつきあっていくためには、まずは適量を知ることが大切です。日本高血圧学会による報告では、エタノール換算で、男性は１日20

〜30ミリリットル以下、女性はその約半分の10〜20ミリリットル以下に制限することが推奨されています。1日20〜30ミリリットルというのは、日本酒で約1合、ビール中ビン1本、焼酎《しょうちゅう》0・5合、ウイスキーならダブル1杯、ワインではグラス2杯程度に相当する量です。この適量基準を守ったうえで、週に2〜3日は「休肝日」（お酒を飲まない日）を作ってください。

次に、お酒の飲み方を工夫することも重要です。お酒にはおつまみがつきものですが、塩辛く脂っこいものは、その処理のために腎臓《じんぞう》をフル稼働させてしまいます。余分な塩分は血管に水を誘い込み、血液量が増えることで、血圧を上げる原因になるので、**おつまみを選ぶさいは、エネルギーの高いものや塩分をとりすぎないよう気をつけましょう**。なお、お酒とともにお水を併せて飲むことで、アルコールの体外排出を促し、血圧上昇を防いでくれます。

また、**飲酒後すぐの入浴はさけてください**。血圧が下がりすぎてしまい、溺死《できし》してしまうというケースも報告されており、事故の危険が高まります。大量に飲酒した日はシャワーですませるか、飲酒から1時間くらい間をあけて入浴するようにしましょう。

もう一つ、**就寝直前の飲酒（寝酒）も睡眠を浅くし、睡眠の質を下げてしまうため、おすすめはできません**。

COLUMN

Q 「睡眠時無呼吸症候群」って何？

A **「睡眠時無呼吸症候群」（Sleep Apnea Syndrome:SAS）とは、睡眠中に呼吸が10秒以上停止する状態（無呼吸）と、停止はしないものの呼吸が弱くなる状態（低呼吸）をくり返す病気**です。睡眠中、1時間当たり平均で5回以上の無呼吸・低呼吸が発生している場合、睡眠時無呼吸症候群と診断します。**高血圧症のほか、心筋梗塞《こうそく》、脳卒中、狭心症、不整脈、慢性心不全、糖尿病といった循環器疾患《しっかん》を発症させるリスクを2〜4倍も高め、最悪の場合、睡眠中の心臓突然死につながる危険性もあるため、注意が必要**です。

呼吸が止まるたびに酸素の少ない酸欠状態に陥り、本来なら副交感神経が優位となるはずの夜間に交感神経が刺激され、心拍数が増加。血圧が急激に上昇することで、心臓などに大きな負荷をかけてしまうのです。

睡眠時無呼吸症候群が引き起こす高血圧は「夜間高血圧」（夜間に下降するはずの血圧が十分に下がらない）の原因となり、家庭血圧測定では「早朝高血圧」として検出されることが多いのが特徴です。

睡眠時に無呼吸状態になるのは、あおむけの姿勢で寝ているさいに、舌のつけ根（舌根《ぜっこん》）がのどの奥に落ち込んで、気道を塞《ふさ》いでしまうために起こります。症状としてあげられるのは、昼間の眠けや集中力の低下、気分の落ち込み、疲労感や倦怠感《けんたいかん》、夜中に何度も起きてしまうなど。ただし、**睡眠中のために自分自身では自覚しにくく、就寝中の激しいいびきや無呼吸に家族が気づいて発覚するという場合もあります**。年齢でいえば、特に中高年に起こりやすいとされ、主に肥満体型の人に多いといわれています。ただし、日本人においては、肥満でなくても、下あごが小さく、もともと気道が狭い人が発症しやすいという傾向もあります。

睡眠時無呼吸症候群は、降圧薬を用いての薬物療法でも調整することが難しい「治療抵抗性高血圧」の最も多い原因と考えられており、日本だけで200万〜300万人の患者がいると推定されています。

118ﾍﾟｰで「睡眠の質」の話をしましたが、睡眠時無呼吸症候群は、もちろん睡眠の質も低下させます。**治療を受けることで高血圧の改善につながったということもあるので、心当たりがあればそのまま放置はせず、ぜひとも治療を受けてください。**

第7章

降圧薬いつ飲む？ いつやめる？
循環器内科の名医が回答！
降圧薬の疑問10

監修
自治医科大学教授
苅尾 七臣

参考文献：『名医が教える 高血圧 自力で下げる方法』監修 苅尾七臣（扶桑社）

Q1 血圧を下げる薬が必要になるのはどんなときですか？

A 血圧を下げる薬（降圧薬）は、生活習慣の見直しだけでは十分に血圧が下がらない場合に、医師の判断に基づいて処方されます。実際には、医師が患者さん一人ひとりの高血圧の程度や持病の有無、全身の状態などを勘案して、どのタイミングで処方するかを判断しているのですが、一つの目安となるのが、循環器疾患《しっかん》発症のリスクを３段階で示した下記の分類表です。

この表で「低リスク」「中等リスク」に該当する場合は、まず、おおよそ１ヵ月間の生活習慣の見直しで血圧に改善が見られるかどうかを確認したうえで、十分な改善が見られなければ、薬物療法（降圧薬を利用した治療）を行います。「高リスク」に該当する場合には、生活習慣の改善に加え、直ちに薬物療法を開始していきます。

降圧薬は、まず少量から服用を始め、効果が現れているか、血圧が下がりすぎていないかなどを確かめながら、効果によっては薬の量や服用回数を増やしたり、薬の種類を替えたりしながら慎重に進めていきます。

降圧薬には、重篤な副作用はほとんどなく、ほかの病気の治療薬に比べても副作用の少ない薬です。医師から降圧薬の服用を提案されたさいには、心配しすぎずに服用を開始してください。

診察室血圧でみる循環器疾患のリスク層別化

血圧分類／リスク層	高値血圧 130-139/80-89ミリ	Ⅰ度高血圧 140-159/90-99ミリ	Ⅱ度高血圧 160-179/100-109ミリ	Ⅲ度高血圧 ≧180/≧110ミリ
リスク第一層 予後影響因子（危険因子）がない	低リスク	低リスク	中等リスク	高リスク
リスク第二層 年齢（65歳以上）、男性、脂質異常症、喫煙のいずれかがある	中等リスク	中等リスク	高リスク	高リスク
リスク第三層 脳心血管病既往、非弁膜症性心房細動、糖尿病、蛋白尿のある慢性腎臓病のいずれか。または、リスク第二層の危険因子が3つ以上ある	高リスク	高リスク	高リスク	高リスク

＊日本高血圧学会：高血圧治療ガイドライン2019より

Q2 降圧薬にはどんな種類がありますか？

A 現在、高血圧の治療に用いられている主な降圧薬は、５種類です。作用のしくみによって、「血管を拡張する薬」と「血流量を減らす薬」の大きく２つに分類できます。

血管を拡張させる カルシウム拮抗薬《きっこうやく》

体内にある「カルシウムイオン」には、血管壁の細胞内に入ると血管を収縮させ、血圧を上昇させる作用があります。カルシウムイオンの働きを抑え、血管を広げることで血圧を下げるタイプの薬です。降圧の効果が高く、効きめに個人差が少ないため、日本では最も多く処方されています。

血管を拡張させる ARB（アンジオテンシンⅡ受容体拮抗薬）

血圧を上昇させる作用のあるホルモン「アンジオテンシンⅡ」が細胞に取り込まれるのを阻害し、血管の収縮を防いで血圧を下げるタイプの薬です。心臓や肝臓などの主要な臓器を保護する働きも持っているため、心臓病や肝臓病、糖尿病などの持病のある人や、脳卒中の既往《きおう》がある人に適しています。

血管を拡張させる ACE阻害薬（アンジオテンシン変換酵素阻害薬）

「アンジオテンシンⅡ」を作るための酵素「ACE」の働きを阻害し、血管の収縮を防いで血圧を下げるタイプの薬です。ARBと同様に、降圧作用だけでなく、心臓や肝臓といった主要な臓器を保護する働きも持っています。

血流量を減らす 利尿薬

体には血液中の「ナトリウム」濃度を常に一定に保とうとする働きがあり、食塩を多くとると、上昇したナトリウム濃度を下げるために血管内に水分が多く取り込まれ、血液の量（循環血液量）が増加することで血圧が上昇します。「利尿薬」は、肝臓に作用してナトリウムの排泄《はいせつ》を促進して尿量を増やし、その結果として循環血液量を減らして血圧を下げるタイプの薬です。高齢者や塩分の摂取量が多い人などに適しています。

血流量を減らす β遮断薬《ベータしゃだんやく》

心臓の働きを活発にするホルモン「ノルアドレナリン」が、心臓にある「β受容体」に取り込まれるのを防ぎ、心臓の働きすぎを抑えて心拍数を減らし、血圧を下げるタイプの薬です。心臓病のある人に適しています。

Q3 副作用が心配で、できれば薬を飲みたくありません。どうしたらいいですか？

A 高血圧治療の最大の目的は、循環器疾患《しっかん》の発症抑制、それによる死亡の回避です。つまりあなた自身の「健康長寿」のためです。

降圧薬を用いた60万人以上のデータを解析した研究から、上の血圧を10ミリ下げることで、脳卒中や心不全の発症リスクを約25%、冠動脈疾患（心臓病）の発症リスクを約15%、循環器疾患による死亡リスクを約15%低下させることが明らかになっています。つまり、薬の副作用を心配して降圧薬を飲まない不利益よりも、医師の指示を守って降圧薬をきちんと飲むことで得られる利益のほうが、ずっと大きいといえます。

前記した通り、降圧薬には、重篤な副作用はほとんどなく、ほかの病気の治療薬と比べても副作用の少ない薬です。

降圧薬を味方につけて上手に使い、血圧を下げていきましょう。

Q4 降圧薬を使った治療の注意点を教えてください。

A 降圧薬を使った治療は、通常、１種類の降圧薬の少量内服から始め、薬の効果、副作用の有無などを確かめながら、薬の量や種類、組み合わせなどを個別に慎重に調整していきます。こうした細やかな調整のために、「決められた通院日に受診」すること、薬の効果の確認に不可欠な「家庭血圧測定」を続けることを心がけてください。

注意点として、ときに薬が「効きすぎる」ことがあります。つまり、血圧が下がりすぎてしまうのです。「低血圧」の症状である「倦怠感」「ふらつき（めまい）」が起きた場合は、その原因が血圧にあるかどうかを確認するために、できればその場で血圧を測って、下がりすぎている（最高血圧が100ミリ前後になっている）ようであれば、通院日を待たずに受診してください。

また、降圧薬にかぎらず、どのような薬にもいえることですが、服薬は肝臓の機能に影響を及ぼすことがあるため、定期的なチェックが必要です。医師の指示に従って、定期的に血液検査を受けましょう。

Q5 血圧が高いときだけ薬を飲んで、低いときは飲まなくてもいいですか？

A　いいえ、自己判断で服薬のタイミングや量を調整することは、絶対にさけましょう。動脈硬化や循環器疾患《しっかん》などの大きなリスクは、平均血圧が断続的に高いこと、そうでなくても早朝や夜間など特定の時間の血圧が高いことです。しかし、それ以外に血圧の変動の幅が大きいことや、急上昇・急下降といった「血圧の変動性」もまた、平均値とは無関係に循環器疾患発症のリスクとなることが明らかになってきました。

降圧薬を自分の判断で間引いてしまうと、飲まなかった日の翌日は血圧が大きく上がり、上がったことでまた心配になって薬を飲むと、今度は大きく下がります。つまり、薬を飲んだり飲まなかったりということ自体が、血圧の変動をより増幅させ、血管にダメージを与えることになってしまうのです。自己判断で薬を間引くことは禁物なのです。

Q6 薬を飲み忘れたとき、どうしたらいいですか？

A　１日１回朝服用の降圧薬であれば、その日のうちに飲み忘れに気づいたら、それが夜であっても、気づいた時点で飲んでください。

１日２回朝・夜服用の降圧薬で朝に飲み忘れた場合には、お昼ぐらいまでなら気づいた時点で飲みましょう。夜の服用時間近くになってから気づいた場合は、朝の分はやめて、夜の分だけ飲んでください。絶対にしてはならないことは、２日分を一度に飲む、朝・夜の２回分を一度に飲むこと。まとめて薬を飲むと血圧が下がりすぎて、血圧の変動を増幅させてしまうだけでなく、ふらつきなどの低血圧症状も出やすくなります。

最近は、１日１回服用の薬が増えてきましたが、複数回飲む場合や、忙しい時間帯には、つい飲み忘れてしまうことがあるかもしれません。「血圧測定時に服用する」「スマートフォンなどのタイマーを利用する」「カレンダーに印をつける」「小分けにできる容器を使う」「予備の薬を持ち歩く」などの工夫をして、飲み忘れを防ぎましょう。

Q7 血圧は降圧薬でどこまで下がれば安心ですか?

A 血圧がどこまで下がれば安心かは最も気になる点ですね。

この目標値は、年齢や合併症の有無によって異なるために注意が必要ですが、目安として、特に合併症のない75歳未満の成人の降圧目標は、診療室血圧で130／80ミリ未満です。さらに、ほかの病気を起こさない理想的な値（至適血圧）は、120／80ミリ未満となっています。ここまで下げることができれば、安心といえるでしょう。

75歳以上の高齢者の場合は、起立性低血圧（立ち上がった時にふらつきやめまい、失神が起こる）や、食後低血圧（食後に血圧が過度に低下する）の頻度が高いこと、降圧による腎障害に注意を要することから、まずは、診療室血圧で140／90ミリ未満を目標として、慎重な経過観察とともに、ゆっくりと血圧を下げていくことになります。

Q8 降圧薬は、飲みはじめたら生涯やめられませんか?

A いいえ、そうとはかぎりません。医師の指示通りにきちんと薬を服用し、並行して、自身の生活習慣を見直してコツコツと改善を続けた結果、良好な値にまで血圧が下がり、長期にわたって安定させることができれば、降圧薬の量や種類を減らす、あるいは中止することも十分可能です。服用を完全にやめることができる方もいます。

しかし、薬を完全にやめることができるのは、20人に1人くらいの割合で、決して多くはないのが現状です。中でも、心臓病、肝臓病、糖尿病などの合併症がある方や、重度の高血圧の方は、生涯にわたって降圧薬を飲まなければならない場合が多いといえます。

長い年月をかけて徐々に高くなっていく血圧を下げることは簡単なことではありませんが、「減塩・減量・生活リズムの改善」を自分の生活に溶け込ませて日常化させ、降圧薬卒業の目安の一つである、120／70ミリ未満の常時達成をめざして、しっかり治療を続けましょう。

Q9 ジェネリック医薬品を利用しても問題はありませんか?

A 処方箋を持って調剤薬局に行ったさい、「ジェネリックにしますか?」と聞かれる機会が増えてきましたね。「ジェネリック医薬品(後発医薬品)」とは、すでに市場で長く使われてきた「先発医薬品」と同一の有効成分を含有した薬のことで、研究開発、治験などの費用がかからない分、安価であることから、あらゆる医療分野で利用されています。

降圧薬にも、ジェネリック医薬品があります。ただし、「先発医薬品」と同一であることが求められているのは有効成分のみで、製造方法や有効成分以外の成分(添加物など)には規定がありません。そのため、途中でジェネリック医薬品に切り替えた場合は、毎日の家庭血圧測定で、きちんと血圧が下がるかどうかを確かめながら服用し、これまでになかった血圧変動(乱高下など)が生じないかといった点にも気を配ってようすを見る必要があるでしょう。副作用が現れず、きちんと血圧が下がるなら問題はありません。

Q10 降圧薬を飲んでいれば、高血圧は治りますか?

A 高血圧の治療においては、「どの薬剤で降圧するか」よりも、「降圧させる」ということ自体に大きな意義があります。医師は、一人ひとりの患者さんに対して、最も安全かつ適切に降圧効果が得られると考えられる薬を処方します。薬の種類いかんにかかわらず、医師の指示に従ってきちんと服用を続け、安定的に血圧を低下させていくことが大切です。ですが、降圧薬は、残念ながら高血圧そのものを治療する薬ではありません。高血圧を抑え込むことはできても、飲むのをやめれば、基本的にはまた徐々に上がってきてしまうものです。

高血圧そのものを克服するためには、やはり生活習慣の改善が不可欠。本書で紹介した対策をしっかりと実行し、必要に応じて薬の力を借りながら、望ましい生活習慣を完全に自分のものにできた人だけが、加齢とともに進行する高血圧という病に抗って克服することができるのです。

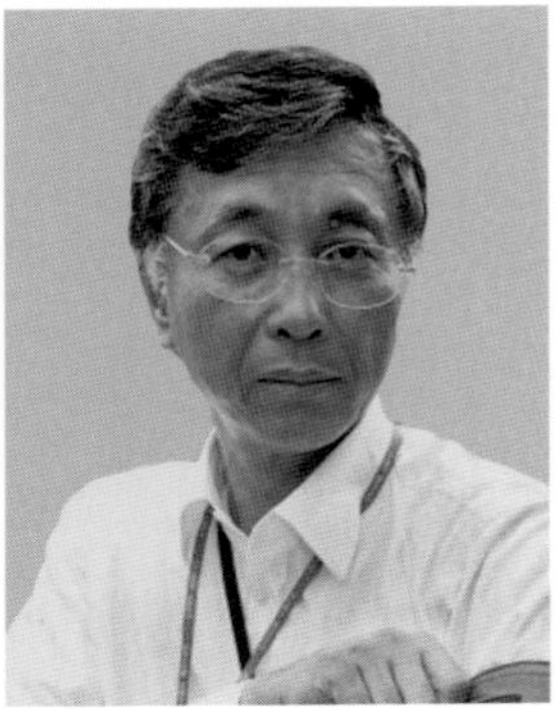

東京女子医科大学東医療センター元教授
日本歯科大学病院内科臨床教授

渡《わた》辺《なべ》 尚《よし》彦《ひこ》 先生

1978 年聖マリアンナ医科大学医学部卒業、84 年同大学院博士課程修了。95 年ミネソタ大学時間生物学研究所客員助教授として渡米。87 年 8 月から、連続携帯型血圧計を装着し、以来 24 時間 365 日血圧を測定し、現在も引き続き連続装着記録更新中。日本高血圧学会専門医。医学博士。

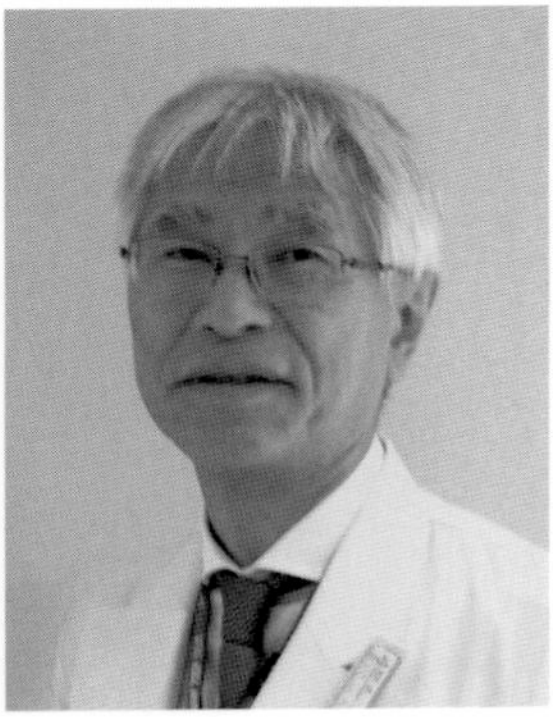

埼玉医科大学国際医療センター
心臓リハビリテーション科教授

牧《まき》田《た》 茂《しげる》 先生

1983 年新潟大学医学部卒業、西陣健康会堀川病院、医仁会武田総合病院を経て、現職。京都大学医学部（第 3 内科）研究生として心臓リハビリテーションの臨床研究に携わる。日本リハビリテーション医学会リハビリテーション科専門医、日本心臓リハビリテーション学会理事長。

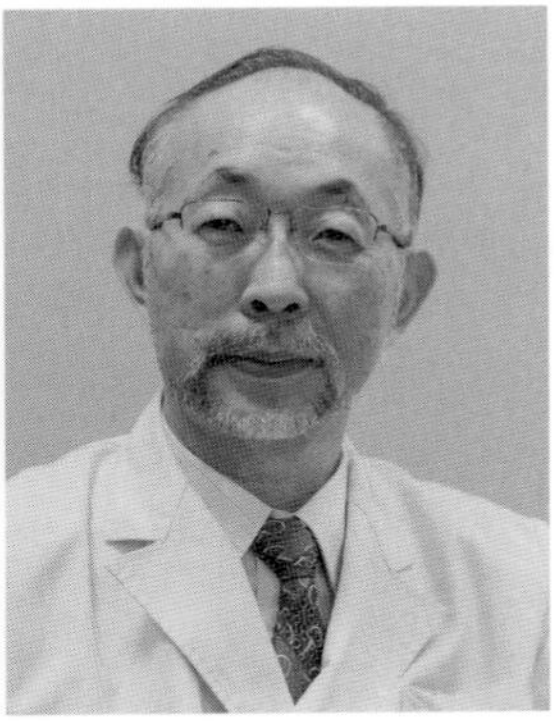

自治医科大学名誉教授
新小山市民病院理事長・病院長

島《しま》田《だ》 和《かず》幸《ゆき》 先生

1973 年東京大学医学部卒業。東京大学病院第 3 内科、米国タフツ大学、ニューイングランド・メディカルセンター、高知医科大学、自治医科大学で講師・教授職や病院長職などを歴任、2013 年より現職。医学博士。日本高血圧学会栄誉賞などの賞歴、著書多数。日本高血圧学会名誉会員。

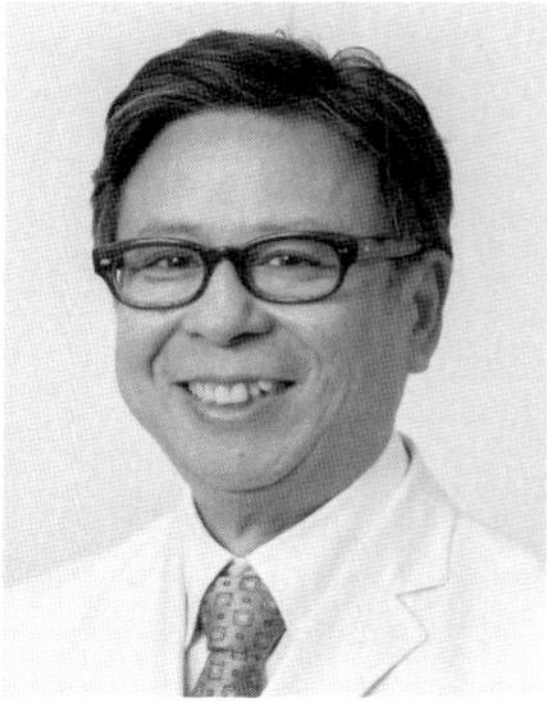

東京女子医科大学内分泌内科学講座教授・
講座主任

市《いち》原《はら》 淳《あつ》弘《ひろ》 先生

1986年慶應義塾大学医学部卒業。95年米国チューレーン大学医学部生理学教室リサーチフェロー、97年チューレーン大学医学部生理学教室講師、2009年慶應義塾大学医学部抗加齢内分泌学講座准教授などを経て、11年から現職。日本高血圧学会理事、日本妊娠高血圧学会副理事長。

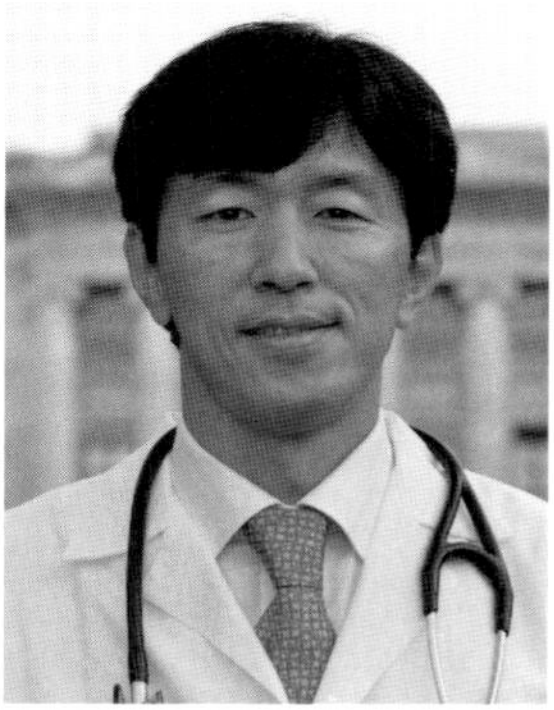

ハーバード大学医学部客員教授
ソルボンヌ大学医学部客員教授

根《ね》来《ごろ》 秀《ひで》行《ゆき》 先生

東京大学大学院医学系研究科内科学専攻博士課程修了。東京大学医学部第二内科・腎臓内分泌内科・保健センター講師などを経て、奈良県立医科大学医学部客員教授、杏林大学医学部客員教授、事業構想大学院大学理事・教授。最先端の臨床、研究、医学教育の分野で国際的に活躍中。著書多数。

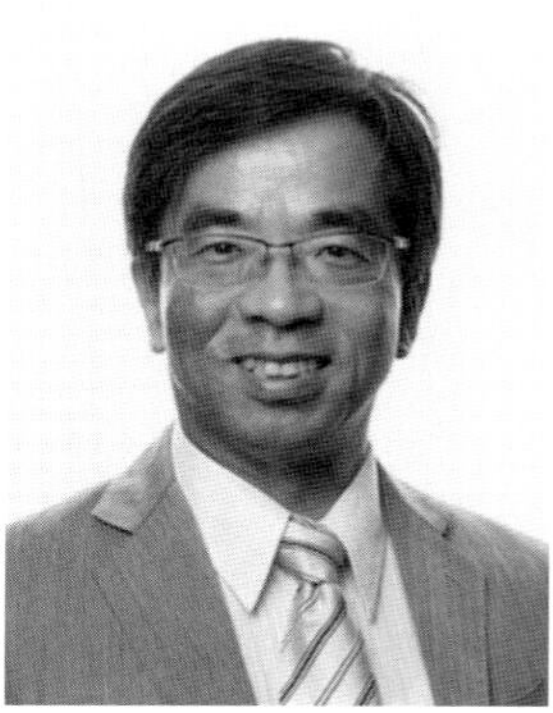

自治医科大学内科学講座循環器内科学部門教授
自治医科大学附属病院循環器センター・センター長

苅《かり》尾《お》 七《かず》臣《おみ》 先生

1987年自治医科大学卒業。兵庫県北淡町国民健康保険北淡診療所、自治医科大学循環器内科学助手、米国コーネル大学医学部循環器センター／ロックフェラー大学 Guest Investigator、コロンビア大学医学部客員教授、自治医科大学内科学 COE 教授などを経て、2009年より現職。日本高血圧学会理事。